JN013014

潰瘍性大腸炎・クローン病
寛解維持のために自分で出来ること

薬・エレンタールなしで寛解を維持している
クローン病患者の母の手記

森重 由紀
Morishige Yuki

風詠社

はじめに

2019年12月──

息子（当時20歳）は、クローン病と確定診断されました。

クローン病とは、食べ物を食べると大腸および小腸の粘膜に慢性の炎症または潰瘍を引き起こす原因不明の疾患です。

かなり食事に気を付けなければならない病気で、お酒はもちろん、若者が大好きなハンバーガーやフライドポテト、唐揚げ、カレー、焼肉、ステーキ、揚げ物、洋食、洋菓子全般がNG。外食で食べられるものは少なく、コンビニに置いてある食べ物のほとんど、スーパーの惣菜コーナーも炭酸飲料も甘すぎるジュースもアイスクリームもダメ……。つまりは、この世の美味しいもののほとんどを制限される生活になりました。

その時、街はクリスマス。外に出ると美味しそうなごちそうやキラキラしたイルミネーション。あの時の悲劇的な絶望感は、今でもはっきり覚えています。

2022年3月　発症から約2年3ヶ月後──

クローン病の寛解を願って、思い付く限りのことを色々試し、それが功を奏したのかどうかは分からないのですが、発病から約1年半経った頃、すべての薬をやめて、その約8ヶ月後の検査において「内視鏡的寛解」との診断を受けました。

2022年12月　発症から3年後（薬をやめてから1年5ヶ月後）──

ローストチキンにピザ、ケーキにワイン。ごく普通のクリスマスらしいメニューで過ごすことが出来ました。3年前は、こんな普通のクリスマスご飯をまた息子と食べられるなんて思っていませんでした。

出来ることなら3年前の息子に「大丈夫だよ。また美味しいもの、食

べられるよ」と言って、クローン病発症から寛解までを綴ったこの本を
プレゼントしたい。しかし、そんなことはタイムマシーンでもない限り
無理に決まっています。

　それならば、IBD（潰瘍性大腸炎・クローン病）と診断された人が知
りたい情報で、私が知っていて試してみたことのすべてを書いて本にし
てみよう、とそんな思いでこの本の執筆に至りました。

　IBD（潰瘍性大腸炎・クローン病）の病状は人それぞれです。それ故、
この本の内容がすべてのIBD（潰瘍性大腸炎・クローン病）の人にとっ
ての正解ではないと思っています。なので、ここに書かれたことのすべ
てを同じように実践する必要はないかもしれません。読んだ方ご自身で
気になったこところがあれば、少しずつ参考にしてみてはどうかと思い
ます。

　なお、この本に書かれた内容のほとんどは、薬にも医療にも全く無知
な主婦が、スマホ１台で調べて知り得た情報で、完全な信憑性はありま
せん。私という一人の母親が一人の息子（クローン病）の寛解維持を
願って、あらゆる方向から考え思い付くまま試してきたことの記録です。

　あくまでも息子一人の寛解維持、内視鏡的寛解にまで至った記録であ
り、薬をやめることを勧めたり、これを食べれば治る、といった内容で
はないことをご理解いただけたらと思います。

　しかしながらまた、この本がIBD（潰瘍性大腸炎・クローン病）の
人たちにとって何かのヒントになり、そして希望になれば嬉しいです。

　未だ難しいとされている潰瘍性大腸炎、クローン病治癒への可能性を
秘めた何かが、この本の中にあるかもしれない……と願ってやみません。

2023年12月──
　薬、エレンタール、通院なし。寛解維持継続中。

潰瘍性大腸炎・クローン病　寛解維持のために自分で出来ること

～薬・エレンタールなしで寛解を維持しているクローン病患者の母の手記～

目　次

1. 発症から現在（内視鏡的寛解）に至るまで

2019年夏　　　大量の寝汗——
息子20歳　　　夜中に2〜3回、下着やパジャマ、布団のシーツを変えなくてはならないほどの寝汗。近所の内科クリニックで血液検査をするも「異常なし」と診断される。クローン病確定診断後、この時の検査結果をよく見るとCRP8、白血球10200、血小板数47万/μLと高く、一方　アルブミン、リンパ球の数値が低く、明らかな異常が読み取れる。なぜ、この段階で医者がこの異常を読み取れなかったのか、不思議で腹立しく、また自分自身も、なぜ検査の数値をきちんと突き詰めて調べようとしなかったのかと悔しく思う。医者の判断だけでなく、身体の異常の原因を自ら調べることの大切さを知る。

2019年11月　　体調の異常から約4ヶ月後——
　　下旬　　　続く寝汗、微熱、下痢、体重減少。日に日に衰弱していく。「これは近所の内科クリニックに行っている場合ではない」と判断し、大至急、紹介状なしで大学病院へ行く。

2019年12月　　その後の大学病院の検査にて——
　　上旬　　　クローン病中等症（小腸大腸型）と確定診断。狭窄はなし。2週間の入院（うち、はじめの1週間は絶食）。処方された薬は、ペンタサ、エレンタール（1日2〜3本）、生物学的製剤ステラーラ（12週間間隔）

2020 年 7 月　　下部内視鏡検査（発病から 7 ヶ月後）――
息子 21 歳　　　活動性軽度〜中度。狭窄なし。4 回目のステラーラ
　　　　　　　（次回から 16 週間間隔へ）。この頃からペンタサは飲
　　　　　　　んでいない（めんどくさがりな息子が勝手にやめてい
　　　　　　　た）。

2021 年 6 月　　下部内視鏡検査（発病から 1 年半後）――
息子 22 歳　　　概ね良好。アフタがあるのみ。活動性軽度。

2021 年 7 月　　8 回目を最後にステラーラをやめる――
　　　　　　　この時、ステラーラをやめることに反対しながらも、
　　　　　　　それでも私たちの話に耳を傾け、応援して下さった長
　　　　　　　浜先生には、本当に感謝している。

2022 年 3 月　　小腸バリウム検査、異常なし――
　　　　　　　下部内視鏡検査において、ほぼ内視鏡的寛解と診断さ
　　　　　　　れる。この頃からエレンタールは飲まなくなる。すべ
　　　　　　　ての薬をやめる。

2022 年 4 月　　社会人となり一人暮らしをスタート――
息子 23 歳

2023 年 12 月　　投薬なし、寛解維持――
息子 24 歳　　　自炊はしていない。私が作ったおかずやご飯、スープ
　　　　　　　の冷凍したものを持ち帰らせてはいるが、外食するこ
　　　　　　　とのほうが多い。会社や友達との飲み会や外食では、
　　　　　　　みんなと同じように食べていて、特には気を付けてい
　　　　　　　ないとのこと。

2. クローン病になった原因について

　現代の医学においては、クローン病の原因は未だ解明されていません。
それは、遺伝的要因や生活習慣、環境的要因など様々な要因があるた
め、これといった断定が難しいとされているからです。同様に、息子が
クローン病になった原因も分からないのですが、それでも思い当たるこ
とはいくつかあります。

遺伝的要因

　小さい頃からお腹が弱く、食後頻繁に腹痛を訴えていた。離乳食がな
かなか進まず、ミキサーでドロドロの流動食にしたものを好んで食べ
ていた（というより、飲んでいた）。肉嫌いで、あまり肉が食べられな
かった（その代わり大豆を好んで食べた）。幼稚園に行く頃、鶏肉を食
べられるようになり、小学生になる頃、豚肉を食べられるようになった
が、今でも牛肉は食べると喉が痒くなったり、お腹が痛くなったりする。
魚も嫌いで、魚を食べるとお腹が痛くなることが多い。特に青魚。ただ
し、寿司、刺身は好んで食べ、食べても大丈夫。新鮮な魚なら大丈夫な
のか。

環境的要因

　抗生剤を頻繁に、かつ長期服用していた。極度のアレルギー体質でア
レルギー性鼻炎、そして副鼻腔炎の疾患があり、クラリスという抗生剤
を3〜12歳くらいまで服用。アトピー性皮膚炎で毎年夏になると虫刺
されが水ぶくれになって飛び火するため、そのたびに抗生剤を服用。ク
ラリスをやめた後も鼻炎の薬（ザイザル）は、ほぼ毎日服用（12〜20

歳）。学生の時、アレルギー体質を変えるため、舌下免疫療法をする。2年ほど舌下免疫療法の薬を毎日朝夕服用（18〜20歳）。物心ついた頃からクローン病発症まで、ほとんどの期間、薬を飲用していた。このことは腸内環境を悪くする一番大きな要因だったように思う。

生活環境的要因

大学生になると昼ご飯にパンを食べることが多く、パンの内容も揚げパンや菓子パンとコーヒー。また痩せていたので少しでも太ってもらいたくて、家には常にコンビニのケーキ、大福、ポテトチップスやジュースなど、和洋折衷、甘辛系、生菓子、焼き菓子、スナック類アイスクリームなど豊富なおやつがあり、食後のデザートは欠かさなかった。

こうしたことが思い当たる要因ですが、クローン病発症の原因としては、特に環境的要因と生活習慣的要因による腸内環境の乱れが大きかったように思います。

3. 生物学的製剤
ステラーラ をやめる決断をした理由

　潰瘍性大腸炎・クローン病の治療において、一度、生物学的製剤を使用すると、その後どんなに寛解を維持出来ていても、生物学的生製剤をやめることは出来ません。たとえ寛解を維持していても「寛解を維持出来ているのは、生物学的製剤の薬が効いているからであって、薬をやめたらたちまち再燃してしまう」というのが今のところ、医師たちの見解です。

　それなのに生物学的製剤を始める時、「生物学的製剤を使ったら、一生続けてもらいます」というような医師からの説明はありませんでした。割と簡単に「レミケード、ヒュミラ、エンタイビオ、ステラーラの中からお好きなのを選んでね」という言葉と共に、それぞれのパンフレットをいただいたくらいな感じでした。「退院までに薬を決めて使う」ということだったので、訳も分からないまま慌ててステラーラに決定。

　その後、何度かステラーラを注射し、寛解を維持しながら少しずつ「あれ？これっていつまで続けるの？」という疑問が湧いてきました。医師に聞くと「まだ今はやめられない」の一点張り。スマホで調べてもクローン病患者が生物学的製剤をやめたというような話は出てこない。

　そんなこんなで月日は流れ、2020年春、新型コロナウイルスが世界を震撼させました。「生物学的製剤を使っているため、免疫力が低下している」という理由で、息子はワクチンを基礎疾患ありの最も早い段階で打つことに。

　？？？

　そこで疑問に思ったこと。クローン病が基礎疾患ではなく生物学的製剤を使っていることで免疫力低下、免疫力が低下しているから基礎疾患ありということ？　そういうことならクローン病でも生物学的製剤や免疫抑制剤を使っていなければ、基礎疾患なしってことになる。つまりは、

クローン病そのものが基礎疾患ではなくて、生物学的製剤を使って免疫力が下がっているということが基礎疾患ありということに。

　ちょっと行きすぎた妄想ですが、クローン病→生物学的製剤使用→免疫力低下→コロナ感染→重症化→死亡。えええーーー‼　かなり雑な妄想であることは分かっていましたが、それでも薬のはらんでいる怖さを感じました。クローン病に限ったことではありませんが、病気そのものが原因でなく、治療（薬）によって思わぬ悲しい結果になるケースも少なからずあるのではないかということを感じずにはいられませんでした。

　ステラーラ（生物学的製剤）の副作用には悪性リンパ腫があります。クローン病という病は「死」に直結しませんが、悪性リンパ腫はクローン病よりもぐっと「死」に近い病であるというイメージがあります。副作用による悪性リンパ腫について、医者からは「気にしなくてもよい」という程度の説明がありましたが、ステラーラやそれ以外の生物学的製剤のパンフレットには必ず副作用に「悪性リンパ腫」の記載があったので、やはり気にせざるを得ませんでした。

　話は新型コロナに戻ります。「IBDで生物学的製剤を使っている人が新型コロナ感染した時の重症化リスク」について色々調べてみましたが、因果関係があるような内容のものは出てきませんでした。

　結論としては「免疫力低下による新型コロナ感染を心配するデメリットより、免疫力を抑えて炎症しないようにする（再燃しないようにする）メリットのほうが上回るので、新型コロナ感染を心配しての生物学的製剤中止は考えなくてもいい」という医師の説明が、この問題に対する現時点での解答ということのようです。

　とはいえ、やはり薬の怖さを改めて感じ、クローン病になった原因の1つに「長期にわたる薬（特に抗生剤）の服用による腸内環境の乱れ」があるかもしれない（あくまでも私の見解にすぎませんが）なら、生物学的製剤の長期使用についても慎重に考えたいと思いました。

（1）ステラーラをやめた理由

　まず、何より身体への負担、副作用が心配だったからです。

　副作用についてはどんな薬にしろ心配は付きものですが、特にステラーラについてはまだ新薬ということもあり、長期服用した際のデータがないのが最大の不安でした。ステラーラは 2011 年に難治性皮膚疾患である「乾癬」に対して許可され、「クローン病」に対しては中等症から重症の患者に限り、2017 年 3 月から使用可能となりました。まだ歴史の浅いステラーラ。なので減薬や投薬中止、そして中止した後の再開などのデータがほとんどありません。ということは、逆に考えると医者の言う「絶対にやめてはならない」という言葉にも根拠がない、ということになります。そのように判断しました。

　すべてのクローン病患者が生物学的製剤を使っているわけではないからというのも、理由の 1 つです。SNS、YouTube などでクローン病の情報を集めてみると、みんながみんな生物学的製剤を使っているわけではなくて、皆さん自分独自のやり方でどうにかこうにかやってる情報を得たこともあり、また長く長く付き合っていく病気なので、漢方など色々試してみようかと思いました。

　また、退院して 1 年半の間に一度も再燃がなく、血液検査での CRP の数値もいつも低く、病状が安定していたため、ステラーラほどの強い薬を継続することに疑問を感じていたということも大きな理由です。

　他に、生物学的製剤を使っている別の病気（関節リウマチ）について調べたところ、薬の減薬、中止に関するデータがあったことも関係しています。潰瘍性大腸炎・クローン病でよく使われている生物学的製剤でヒュミラ、レミケードは、関節リウマチにおいてもよく使われています。

　関節リウマチにおいては、悪性リウマチでなければ特定医療費（指定難病）受給者証がもらえません。そのため生物学的製剤を長期使用することは、大きな金銭的負担になります。そういう理由もあって、関節リ

ウマチの生物学的製剤の使用については、減薬あるいは中止といった検討が積極的に検証されているようです。

(2) 生物学的製剤の中止に関する情報

　リウマチ、乾癬、IBD について調べた結果を記します。《　》の部分は、論文や文献、スマホに表示されたままを引用しています。

リウマチの場合

○平成 30 年 11 月 4 日　市民公開講座より──
　宇多野病院リウマチ膠原病内科の柳田英寿氏によると、生物学的製剤の減薬および中止について《治療目標は、達成した後も、それを維持し続けることが大事です。不用意に治療を中止しないようにしましょう》《どの薬を使っているかにより、あるいは患者さんの状況によって、薬の減量・中止のリスクは異なります》というに留まっていたが、それでも《超早期（リウマチを発症してから 3、4 か月以内）の導入であれば、抗体型 TNF 阻害薬（ヒュミラ、シムジア、レミケード）の中止も妥当性がありそう》とも述べている。

○論文「日本における関節リウマチに対する生物学的製剤の現状と問題点」竹内　勤氏（2009 年）より──
　生物学的製剤の中止について《寛解などの高い有効性を得た場合、生物学的製剤が中止できることが次第に明らかになってきた。すでに本邦では、早期第 2 相試験において、インフリキシマブ＊ 3 回のみの投与で有効性が 1 年以上にわたって持続した症例が半数にのぼったことから、臨床現場では中止例が少なからず経験されていた》と書かれています（＊インフリキシマブ：商品名レミケード）。

乾癬の場合

○乾癬における生物学的製剤の使用ガイダンス（日本皮膚科学会乾癬分
　子標的薬安全性検討委員会）2022年版より──

　《生物学的製剤を中止した場合の再開については、治療再開後ほとん
どの薬剤で比較的速やかな効果回復がみられている。ただし、インフリ
キシマブについては関節リウマチにおける国内市販後調査において、治
験でインフリキシマブを使用後2年以上の中断後に再治療を行った症
例で重篤なinfusion reaction* の頻度が有意に高かったことから、長
期中断や休薬の後に再治療を行う場合は厳重な準備が必要と考えられ
る》（＊infusion reaction：急性輸液反応、注入反応、点滴反応などの意味で
分子標的治療薬の点滴時にみられる副作用のこと）と書かれています。

IBDの場合

○IBD（寛解期潰瘍性大腸炎患者）におけるインフリキシマブの休薬に
　ついての文献『INTESTINE 25巻4号』（2021年12月）より──

　寛解期潰瘍性大腸炎患者におけるインフリキシマブの休薬についての
多施設共同非盲検ランダム化比較試験において、《慢性疾患である炎症
性腸疾患患者が抗TNFa抗体製剤などの生物学的製剤で治療される場
合、維持投与をすることが原則であるが、その長期使用は悪性腫瘍や感
染症のリスクを上げる可能性もある。長期維持療法を受ける患者数が増
えるにつれて、一部の患者ではこれらの治療法を中止できるのではない
かというクリニカルクエスチョンが生じ、いくつかの観察研究の結果が
報告されている。しかしながら現状ではこの問いに答えるような質の高
いエビデンス、たとえば生物学的製剤の継続と中止の直接比較のような
研究は報告されておらず、また抗TNFa抗体製剤中止後再燃の予測因
子についてのコンセンサスは存在しない。すなわち維持療法中の潰瘍性
大腸炎の患者が抗TNFa抗体製剤を中止できるかどうか、またいつ中

止できるかは不明なままである》と書かれています。

(3) 論文や文献、検証結果を見て思ったこと

これら検証結果は関節リウマチや乾癬であり、潰瘍性大腸炎やクローン病ではありません。使っている薬もステラーラではありませんので、かなりおおざっぱな見解であることは十分に理解しています。しかしIBD における生物学的製剤の減薬や中止のデータがほとんどないため、このような違う病気でのデータを見て考慮するしかありませんでした。

医学会において、リウマチの専門医と消化器内科医が同じ薬について何らかの情報共有をしていることもなさそうです。今後 IBD 患者が増え、生物学的製剤が積極的に使われるであろうことから、この生物学的製剤の減薬、休薬についての研究、そしてまたリウマチの専門医と消化器内科医共同の研究は欠かすことの出来ない大きな課題になると思います。

(4) 生物学的製剤をやめるということ

色々調べて色々考えて、息子は生物学的製剤ステラーラを一旦休薬するという決断をしました。しかし、だからといって生物学的製剤をやめることを積極的にはおすすめ出来ません。生物学的製剤をやめるには、まず、徹底した食事内容の見直し（腸活）をしながら、長期寛解を維持することです。そのためには、本人の強い意志とやはり周りのサポートが必要かなと思います。

色々調べてみて思ったことは、IBD の長期寛解にはやはり食事療法がとても大切で、そこを上手くやっている人ほど寛解維持が長いようです。ただ、すべての人が徹底した食事療法を出来るわけではないので、

病院に行って医者にかかった際、食事療法のことはほとんど触れず、強い薬でただただ炎症を抑えるという対症療法に治療の全力を尽くすというのが、今の医療方針になっているように思います。

　もし生物学的製剤をやめたいと思われるなら、まずは薬をやめないで徹底した腸活を取り入れながら長期寛解を目指して下さい。そこが達成（内視鏡的寛解まで）出来て、それから少しずつ減薬して、様子を見ながら薬との付き合い方を考えてみたらよいかと思います。

　IBD は治らないとされている病気なので、焦らず長い時間をかけて色々試してみてもよいのかなと思います。

インターネットからの参考文献

○関節リウマチの治療　—薬を減量・中止することができるか—
　https://utano.hosp.go.jp/outpatient/other_know_rheum_05.html
　宇多野病院　リウマチ膠原病内科　柳田英寿（平成 30 年 11 月 4 日）

○日本における関節リウマチに対する生物学的製剤の現状と問題点
　https://www.jstage.jst.go.jp/article/naika/98/4/98_883/_pdf
　竹内　勤（2009 年）

○乾癬における生物学的製剤の使用ガイダンス
　https://www.dermatol.or.jp/uploads/uploads/files/guideline/kansen2022.pdf
日本皮膚科学会乾癬分子標的薬安全性検討委員会
　佐伯秀久　馬渕智生　朝比奈昭彦　安部正敏　五十嵐敦之　今福信一
　大久保ゆかり　小宮根真弓　佐野栄紀　鳥居秀嗣　森田明理　四柳宏
　渡辺彰　大槻マミ太郎（2022 年）

○寛解期潰瘍性大腸炎患者におけるインフリキシマブの休薬についての
　多施設共同非盲検ランダム化比較試験

https://webview.isho.jp/journal/detail/abs/10.19020/INT.0000000645

小林 拓　本谷 聡　中村志郎　山本隆行　長堀正和　田中信治　久松理一　平井郁仁　仲瀬裕志　渡辺憲治　松本主之　田中正則　阿部貴行　鈴木康夫　渡辺守　日比紀文（2021 年 12 月）

アクセス日　2023 年 7 月 27 日

4. 退院後1週間の食事内容

退院初日

昼　食　お粥／スープ（大根、人参、玉ねぎ、ホールトマト、ほうれん草、コンソメ味）／ササミ（低温調理）／飲むヨーグルト

おやつ　バナナ／プロテインゼリー／エレンタール

夕　食　人参リゾット（ササミ、ブロッコリー入り）／味噌汁（大根、人参、玉ねぎ、豆腐）／豆腐ステーキ／エレンタール

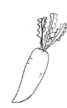

退院2日目

朝　食　お粥／味噌汁（大根、人参、玉ねぎ、豆腐）／ササミ・堅豆腐・ピーマンの煮物／プロテインゼリー

昼　食　お粥／スープ（前日の残り）／豆腐と白菜入りの鶏団子（中華風）

おやつ　白玉団子／エレンタール／りんご人参小松菜ジュース（スロージューサーで作る）

夕　食　お粥／味噌汁（絹さや、豆腐）／鶏団子（昼の残りダネ）とピーマンのケチャップ味／ヨーグルト／エレンタール

退院3日目

朝　食　お粥／味噌汁（大根、人参、玉ねぎ、豆腐）／ササミ豆腐ハンバーグ（トマト味）／プロテインゼリー

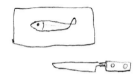

昼　食　雑炊（ササミ豆腐ハンバーグを潰してお粥に入れて白出汁で味を調え、ほうれん草トッピング）／コンソメスープ（キャベツ、玉ねぎ、人参）／ヨーグルト／エレンタール／りんご人参小松菜ジュース

夕　食　お粥／味噌汁（大根、人参、玉ねぎ、豆腐）／ササミ豆腐ハンバーグと白菜ポン酢がけ／プロテインヨーグルト／エレンタール

退院4日目

朝　食　りんご人参小松菜ジュース／お粥／味噌汁（大根、人参、玉ねぎ、豆腐）／ササミ・豆腐・インゲンの煮物／プロテインゼリー

昼　食　雑炊（ササミ、豆腐、白菜、大根、人参）／あん餅／ヨーグルト／エレンタール／りんご人参小松菜ジュース

夕　食　お粥／ひきわり納豆／味噌汁（大根、人参、玉ねぎ、豆腐）／ササミ・なす・豆腐の味噌煮／ヨーグルト／エレンタール

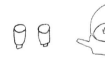

退院5日目

朝　食　りんご人参小松菜ジュース／お粥／味
　　　　噌汁（大根、人参、玉ねぎ、豆腐）／
　　　　鶏豆腐団子・なす・ピーマン・玉ねぎ
　　　　の中華風煮物／プロテインゼリー

昼　食　ミネストローネ風雑炊、ひきわり納豆
　　　　とほうれん草のお吸い物／エレンター
　　　　ル／りんご人参小松菜ジュース

夕　食　そぼろご飯／ササミ・ほうれん草ポン
　　　　酢味／味噌汁（大根、人参、玉ねぎ、
　　　　豆腐）／ヨーグルト／エレンタール

退院6日目

朝　食　りんご人参小松菜ジュース／お粥2分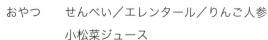
　　　　の1／お餅小2個／味噌汁（大根、人
　　　　参、玉ねぎ、豆腐）／ササミ・ほうれ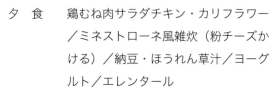
　　　　ん草ポン酢／プロテインゼリー

昼　食　お粥／ササミ・豆腐・ほうれん草（甘
　　　　辛照り焼き味）／トマトスープカッ
　　　　テージチーズのせ／ヨーグルト

おやつ　せんべい／エレンタール／りんご人参
　　　　小松菜ジュース

夕　食　鶏むね肉サラダチキン・カリフラワー
　　　　／ミネストローネ風雑炊（粉チーズか
　　　　ける）／納豆・ほうれん草汁／ヨーグ
　　　　ルト／エレンタール

退院7日目

朝　食　　りんご人参小松菜ジュース／人参と鶏
　　　　　ミンチの雑炊／味噌汁

昼　食　　お粥二分の一／お餅2個（醤油味とき
　　　　　な粉味）／栗（茹でる）／エレンター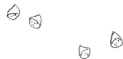
　　　　　ル／りんご人参小松菜ジュース

夕　食　　お粥／ひきわり納豆／豆腐のそぼろあ
　　　　　ん／味噌汁（大根、人参、玉ねぎ、豆
　　　　　腐）／エレンタール

退院10日目

久しぶりのパン（米粉100%。ふる
さと納税で購入）

退院40日目〜

普通の白米／低脂肪乳／マヨネーズ／
ノンカフェインコーヒー（少しずつ
色々試しながら取り入れる）

退院3ヶ月頃〜

まいたけなどのきのこ類（粉末でなく
形のまま食べる）／豚肉、ミニトマト、
カボチャ皮付き、ニラなど（少しずつ
食材を増やしていく）

5. クローン病対策① 栄養療法

　クローン病の対策として服用しているサプリメント類を紹介します。なお、単位がない数字は錠を意味しています。

息子が摂取していたサプリメント類

	朝	夜
ビタミンC 1000mg	1	1
ビタミンD 2000IU	1	1
クルクミン 1000mg		1
亜鉛　　30mg	1	
強力わかもと	10	10
青汁（粉末）		1包
グルタミン		1包
梅肉エキス（粒）	5	
梅肉エキス（液状）		1さじ
にごり酢	10cc	
黒酢		10cc
ミヤリサン	1	1
フコイダン	10cc	10cc
オメガ3系（アマニ油）	ティースプーンに朝夕1杯	
マグネシウム（エプソムソルト）	入浴時、皮膚から吸収	

（1）サプリメントについて

体内の炎症を抑えるため――
・ビタミン C 1000mg × 2（朝夕）
・ビタミン D 2000IU × 2（朝夕）
・クルクミン（高吸収クルクミン 1000mg）1 日 1 錠
ミネラルを補給するため――
・亜鉛 30mg（1 日 1 錠）
・マグネシウム（エプソムソルトをお風呂に入れて皮膚から吸収）

　サプリメント自体、色々と賛否両論ありますが、サプリメントに関して私は「何らかの慢性疾患がある人」や「IBD（炎症性腸疾患）などで消化器に欠陥がある人」にとっては、効率のいい西洋医学の薬物療法に取って代わる代替医療になりうると思っています。

　次に記した参考文献と論文は、内容を要約しています（太字は原文通り）。

○株式会社羊土社『キーワードでわかる臨床栄養 令和版』第 10 章　各疾患の栄養管理　炎症性腸疾患とビタミン・ミネラルより――
・食事摂取量の低下や吸収障害があるとビタミン・ミネラルが欠乏する。
・十二指腸や小腸に病変がない潰瘍性大腸炎では、欠乏はまれであるが、5–ASA 製剤（ペンタサ、アサコール、リアルダ、メサラジン）との相互作用で吸収が低下することがある。（とくに葉酸欠乏）
・ステロイド投与時には、カルシウムの尿中排泄が促進され、骨粗鬆症のリスクが増大する。
・炎症性腸疾患の活動度が高いと脂溶性ビタミンであるビタミン A やビタミン E が低下する。

- クローン病では、ビタミン B_{12} が吸収される回腸末端部に病変が多発するので、しばしばビタミン B_{12} 欠乏症がみられる。
- 炎症性腸疾患では脂質の摂取が制限されるため、ビタミン D の不足が起こりやすい。

　ビタミン D は、下痢によって失われがちなマグネシウムの吸収を高める作用があるため、ビタミン D が不足するとマグネシウムも不足してくる。

- 炎症性腸疾患では活動期が長く続くと亜鉛欠乏症が起こる。特にクローン病では持続する頻回の下痢症状がみられるので、潰瘍性大腸炎と比べて亜鉛欠乏の頻度が高い。

クルクミン

　もともとアレルギー性鼻炎対策で飲んでいたクルクミン。きっかけはメンタリスト Daigo さんの『アレルギー性鼻炎を 70% も改善する粉とは』という YouTube 動画です。クローン病になって、このクルクミンサプリを続けていいものか「クルクミン　クローン病」で検索したら、なんと「高吸収クルクミンがクローン病の新規治療薬となりうる可能性が明らかに」というタイトルで、浜松医科大学が発表していました。

　次のような内容です（太字は原文通り）。

○国際学術誌「Journal of Crohn's and Colitis」（令和 2 年 5 月）より——
　今回の研究は短期的なセラクルミン（高吸収クルクミン）の寛解導入効果を証明した。

　長期的な寛解維持効果については示されていないが、セラクルミン（高吸収クルクミン）は安全で副作用も少ないため、5 -ASA 製剤や免疫調節薬が不耐の患者において使用されることが期待され、今後のセラクルミン（高吸収クルクミン）のクローン病に対する寛解維持治療効果に関する検討がなされることが期待される。

また、クルクミンは以前より炎症メディエーター、細胞増殖、血管新生、および転移蔓延を減少させ、細胞周期の停止とアポトーシスを増加させる能力などの、複数の多標的メカニズムによって抗がん効果を促進すると考えられる。

　すなわち高吸収クルクミンはクローン病の寛解維持効果だけではなく、将来的な小腸癌の抑制に寄与できる可能性も期待される。

　今後、中等症から重症例においても生物学的製剤などへの併用によるセラクルミン（高吸収クルクミン）寛解導入効果を検証する臨床研究が行われることが期待される。

マグネシウム

　マグネシウムは下痢によって失われやすく、また炎症によって体内吸収が阻害されるため、IBD（炎症性腸疾患）の人はどうしても不足しやすくなります。そこで、マグネシウムのサプリを検討しましたが、サプリが多くて飲むのが大変なこともあり、日頃からよく見ていたYouTube『栄養チャンネル Nobunaga』の動画の中で「経皮マグネシウム吸収」というのがあったので、お風呂にエプソムソルトを入浴剤として入れてみました。動画の要約です。

○『栄養チャンネル Nobunaga』より──
　マグネシウムはサプリメントの経口摂取だと吸収されにくく、下痢をしてしまうこともある。また、経口摂取より経皮吸収の方が細胞マグネシウム値を短期間で上昇させる。経皮吸収の方法は、マグネシウムスプレーを皮膚に散布するか、エプソムソルトやマグネシウムフレークをお風呂に入れ、20〜30分以上湯船につかる。

（2）サプリメント以外に取り入れたもの

・強力わかもと（消化酵素生産菌）
・青汁
・グルタミン（病院にて処方、マーズレンｓ配合顆粒）
・梅肉エキス（朝は粒タイプ、夜は液状タイプ）
・にごり酢
・オメガ３系の油（アマニ油、エゴマ油）
・フコイダン（アカモク原液）
・ミヤリサン（病院にて処方）

強力わかもと

　IBD（炎症性腸疾患）の人は腸の炎症などにより栄養の吸収が低下しているため、消化酵素を補ったらいいのではないかという発想で「強力わかもと」にたどり着きました。
　消化酵素とは胃や膵臓、小腸などの消化器官から分泌される酵素で、食べ物を血中に取り込める大きさにまで分解するために働きます。
　またプロバイオティクス麹（強力わかもと）は、腸内環境、腸管環境を改善することによって、クローン病の病態改善によいだろうと考えました。「強力わかもと　クローン病」検索結果の資料の要約です。

○兵庫医科大学「トリニトロベンゼン・スルホン（TNBS）惹起ラット大腸炎に対するプロバイオティクス麹（麹菌醗酵産物）の効果」わかもと製薬株式会社相模研究所より──
　プロバイオティクス麹（強力わかもと）は、TNBS誘発大腸炎の大腸病変の悪化を防止し、腸管環境を改善した。**改善されたこれらの機序によってプロバイオティクス麹（強力わかもと）の服用はクローン病の病**

態改善に寄与する可能性が示唆された。

青汁

　潰瘍性大腸炎の人が青汁をよく飲まれているということは、ネットでよく目にしていました。そんな中、タクローさんという方のブログ『快腸生活』を見つけ、薬に頼らず寛解を維持しているということなので、タクローさんのおすすめする青汁を試してみました。また、IBD（炎症性腸疾患）の人は食事制限により野菜不足にもなりがちなので、野菜不足を少しでも解消出来たらとも思いました。「青汁　潰瘍性大腸炎」「青汁　クローン病」検索結果の資料の要約です。

○日本食物繊維学会第17回学術集会（2012年11月23日）『大麦若葉末』に新たな効果〜潰瘍性大腸炎を予防〜　株式会社東洋新薬と大阪青山大学　共同研究より──
　潰瘍性大腸炎モデルマウスを作成し、大麦若葉末の潰瘍性大腸炎抑制作用を検証した結果、**大麦若葉末群では、対照群と比較して大腸における炎症の程度が弱まり、炎症部位の割合も減少しました。また炎症性の血清サイトカインも有意に減少しました。このことにより、大麦若葉末は炎症に対する免疫系を制御することによって、大腸粘膜の炎症を緩和していることが示唆されました。

グルタミン

　グルタミンが小腸のエネルギー源となり、また腸の修復作用になるということを知ったのはYouTube動画『栄養チャンネル Nobunaga』の「腸の救世主グルタミンの素晴らしい効果とは？　摂り方は？　副作用は？　グルタミン酸との違い」を見て知りました。要約です。

○『栄養チャンネル Nobunaga』より――

　グルタミンの作用には、小腸粘膜のエネルギー・大腸粘膜のエネルギー・腸の粘膜の修復・筋肉タンパクの合成・免疫の活性化・抗うつ作用・創傷（外的内的要因によって起こる体表組織の損傷）治療などがあります。IBD の人にとってありがたいことばかり、しかも病院で処方してもらえました。薬名はマーズレン s 配合顆粒。

　「グルタミン　潰瘍性大腸炎」「グルタミン　クローン病」に関する研究の結果と要約です。

○ J-GLOBAL 文献 ID202002251594802164　整理番号 20A0923357
『複合グルタミン顆粒と腸内栄養による潰瘍性大腸炎の臨床研究』より――
　潰瘍性大腸炎の治療において、複合グルタミン顆粒と腸内栄養の併用は栄養状況を改善し、炎症反応を軽減し、治療効果を高め、しかも不良反応（副作用）が少ない。

○ KAKEN 研究課題／領域番号 0467064　研究代表者／東京大学　齋藤英昭氏（1992 年度）『潰瘍性大腸炎の発症におけるサイトカインの役割とそれに基づく治療法の開発』より――
　炎症性腸疾患の治療として今年はグルタミンをとりあげた。炎症性腸疾患患者とくにクローン病患者で血清アミノ酸濃度を測定すると炎症の強さと血中グルタミン濃度の低下が相関している例がみられ、グルタミンの投与が治療に役立つ可能性が示唆された。これまでの成績ではグルタミン投与が潰瘍形成を抑制する傾向にあることが判明している。

梅肉エキス

　古来より「1 日 1 粒の梅干しで医者いらず」という言葉もあり、また下痢の時は梅醤番茶がよいということも何となく頭の片隅にあったので、

「梅肉エキス　潰瘍性大腸炎」で検索してみました。要約です。

○「実験的潰瘍性大腸炎に対する梅肉エキスの医学的効果」麻布大学／
　和歌山県立医科大学／富士食研（株）／藤田衛生学園大学／南部川村
　うめ21研究センターより――
　研究の結果、炎症反応に対する抑制作用を有する有効物質が梅肉エキ
スの成分中に存在することが示唆された。今後はさらに、梅肉エキス中
の抗炎症作用物質を突き止め、その効果の解明により、これからの潰瘍
性大腸炎への抑制効果を発揮する新しい治療法の開発が期待される。

にごり酢

　にごり酢とは濾過する前の濁った酢のこと。濁った酢には、アルコー
ルを酢に変えてくれる微生物、酢酸菌が含まれています。その酢酸菌は
花粉症などのアレルギー症状を抑える働きがあり、息子のひどい花粉症
を改善するために飲み始めたにごり酢ですが、色々調べてみると、にご
り酢を毎日飲んで、潰瘍性大腸炎をずっと寛解維持している人を見つけ
ました。酢之宮醸造所の宮嵜博之さんという方です。
　病気を快癒に向かわせたのは、食養の先生に教えてもらった柿酢の酵
素の力だったそうです。そのことがきっかけで、今でも『柿の神髄』と
いう名前の柿酢を丁寧に作られています。にごり酢を飲む量は、朝晩に
10ccくらいを水に薄めて飲んでいます。

オメガ３系の油（アマニ油、エゴマ油）

　オメガ３系の油についての要約ですが、ネットからひろった文章で、
出典は憶えていません。

　クローン病では食事脂肪を制限することで寛解維持が図られるので脂

肪が0.6％しか含有されていないエレンタールを用いた栄養療法が行われているが、そのため必須脂肪酸欠乏症が起こりうる。必須脂肪酸は生体膜の構成成分であり、膜の機能維持に重要である。またn-3系脂肪酸（イワシやサバなどの青魚に多く含まれる。アマニ油、エゴマ油）は抗炎症作用を発揮するため、潰瘍性大腸炎・クローン病の食事にはn-3系脂肪酸の補給が大切である。

フコイダン

フコイダンとは海藻の中でも昆布、ワカメ（メカブ）、もずくといった褐藻類にのみ含まれる特有のヌメリ成分で、水溶性食物繊維の一種です。がん治療において、時々耳にするフコイダン療法。IBD患者の食事指導としてよく推奨されている低残さ食（消化しにくい食物繊維の少ない食事のこと）ですが、それでも腸内環境のためには食物繊維は不可欠だと思い、消化において胃腸に負担のかからない水溶性食物繊維を積極的に摂ろうと思い、フコイダンを食事療法の１つとして取り入れました。

フコイダンと潰瘍性大腸炎、クローン病に関する検索結果です。

○日本食糧新聞（2014年11月28日）より──
　褐藻類の成分が潰瘍性大腸炎を抑制（東京工科大が発見）

○ハイドロック株式会社「フコイダンの腸炎炎症抑制メカニズムが明らかに？」谷　久典氏（2016年7月13日）より──
　フコイダンは粘膜中の免疫担当細胞の過剰免疫反応（炎症反応）を抑制する。またそのことでDDS惹起大腸炎を改善できることを示した。

ミヤリサン

IBDの人がミヤリサン（ミヤBM錠）を病院で処方されることは、

よくあると思います。ミヤリサンはプロバイオティクスに使用される
くつかの菌の中の1つである酪酸菌製剤です。そしてクローン病や潰
性大腸炎の患者の腸内では、この酪酸を作る腸内細菌が少ないことが
られています。

　この酪酸は、制御性T細胞という炎症やアレルギーを抑える免疫
胞を増す働きがあります。そして、この酪酸を増やすためには食物繊
が必要ということ。つまり、食物繊維の多い食事を摂ることで腸内細
の活動が高まり、その結果、多量の酪酸が作られ、この酪酸が炎症抑
作用のある制御性T細胞を増やして、大腸炎を抑制、IBDの発症を防
ぐ役割があります。

　分かりやすく言い換えれば、IBD患者は、酪酸菌が少ない傾向にあ
るから、ミヤリサンを飲んで酪酸菌を摂り、プラス食物繊維を摂れば、
腸内環境が良くなり大腸炎を抑制、IBDの発症を防ぐことにつながり
ます。なお、酪酸菌を含む食べ物はぬか漬けくらいしかないため、ミヤ
リサンを病院で処方してもらい、積極的に酪酸菌を摂ることをおすすめ
します。

　以上、息子が摂取したサプリメント類を紹介しましたが、どれが効い
ているのかということは、正直分かりませんし、これだけ多く摂取する
必要もないかもしれません。なので、気になったものや試してみたいな
と思ったものがあれば、ご自身で再度よくお調べになってから少しずつ
取り入れてみて下さい。

　また、購入の際に気を付けていることは、高すぎないということ。毎
日続けるためにも、まず高すぎるものは購入しないようにしました。ま
た、桁違いに高い商品はインチキ臭い気がしてなりません。息子の飲ん
でいるもので唯一少し高いのはフコイダンですが、昆布を刻んで水に浸
しておけば、自家製フコイダンが出来るかと思います。

引用文献

○福田能啓（医療法人協和会　第二協立病院）『キーワードでわかる臨床栄養 令和版』株式会社羊土社（2020 年発行）330 ～ 331 ページ（第10章　各疾患の栄養管理　炎症性腸疾患とビタミン・ミネラル）

インターネットからの参考文献

○高吸収クルクミンがクローン病の新規治療薬となりうる可能性が明らかに

https://www.hama-med.ac.jp/mt_files/979eedfc6889f9ed32c3ae4b8c8abba6.pdf

国際学術誌「Journal of Crohn's and Colitis」に公表／筆頭著者：杉本健、共同著者：池谷賢太郎　馬場重樹　安藤朗　山崎博　光山慶一　那須野正尚　田中浩紀　松浦愛　加藤雅一　石田夏樹　田村智　高野亮佑　谷伸也　大澤恵　花井洋行（令和 2 年 5 月 28 日）

○トリニトロベンゼン・スルホン（TNBS）惹起ラット大腸炎に対するプロバイオティクス麹（麹菌醗酵産物）の効果

https://www.jstage.jst.go.jp/article/jjspen/29/2/29_741/_pdf/-char/ja

高橋良樹　福田能啓　野口敬康　三野幸治　奥野真珠美
（2013 年 2 月 1 日）

○東洋新薬『大麦若葉末』に新たな効果～潰瘍性大腸炎を予防～

https://news.e-expo.net/news/2012/11/post-151-41.html/

株式会社東洋新薬と大阪青山大学　片山洋子　共同研究
（2012 年 11 月 26 日）

○複合グルタミン顆粒と腸内栄養による潰瘍性大腸炎の臨床研究［JST・京大機械翻訳］

https://jglobal.jst.go.jp/detail?JGLOBAL_ID=202002251594802164

Chen Yujin　Dong Jiaqing（2020 年）

○潰瘍性大腸炎の発症におけるサイトカインの役割とそれに基づく治療
　法の開発

　https://kaken.nii.ac.jp/ja/grant/KAKENHI-PROJECT-04670764/

　齋藤英昭　稲葉毅　秋山義之　久保田芳郎　沢田俊夫（1992 年）

○実験的潰瘍性大腸炎に対する梅肉エキスの医学的効果

　http://www.umekounou.com/study/ulcerativecolitis.html

　岸川正剛　萩原喜久美　納谷裕子　横瀬久美　宇都宮洋才　稲田健一
　我藤伸樹　宮嶋正康　卯辰寿男

○褐藻類の成分で潰瘍性大腸炎を抑制

　https://news.nissyoku.co.jp/news/ozawa20141121042229566

　東京工科大学　佐藤拓巳研究チーム（2014 年 11 月 28 日）

○フコイダンの腸炎炎症抑制メカニズムが明らかに ?!

　https://hydrox.co.jp/archives/proceeding/668.html

　ハイドロック株式会社　谷　久典（2016 年 7 月 13 日）

アクセス日　2023 年 7 月 30 日

6. クローン病対策②　食事療法

　息子が退院する時、病院から簡単な栄養指導がありました。次のような程度の内容でした。

・ヨーグルトを食べて腸内環境を整えましょう
・食物繊維は控えましょう
・油も控えましょう（脂質は1日30ｇ以下）
・肉は鶏肉メインで、肉自体を控えましょう
・食べすぎないようにして、調子の悪い時は量を減らすか絶食をして
　腸を休めましょう

　このような栄養指導を聞いて思ったことは、「単に炎症を起こさないようにするためだけの栄養指導ではないか」ということでした。

　確かに栄養指導の内容を守れば、炎症要因は減少し再燃のリスクは減るかもしれません。しかし腸内環境を良くして、少しずつ腸自体を強くして、少しずつ肉や野菜（食物繊維）を食べて、その食べ物の栄養でそもそも炎症しにくい腸に変えていくことが出来たら、より寛解を維持出来、身体と心全体の健康にもいいのではないでしょうか。

　そんな考えが頭をよぎり、まずは栄養指導の内容を踏まえながらも、それでも少しずつ腸内環境を良くすべく、水溶性食物繊維や粉末のしいたけ、昆布、野菜を取ることを大切に、日々の献立を考えました。

（1）腸内環境のために積極的に取り入れたもの

ナチュラルミネラルウォーター

　飲み水や料理に使う水、エレンタールの水分のすべてをミネラルウォーター（非加熱）へ切り替えました。水道水には、雑菌を消毒するためカルキや塩素が注入されています。そして、この塩素は雑菌と一緒に腸内細菌も殺してしまうでしょう。また、ミネラルウォーターにはIBDの人が不足しがちなミネラルも含んでいるので、ミネラル補給ということにもなると思いました。

食物繊維

　食物繊維には水溶性と不水溶性があります。発病後、退院してすぐの頃は不水溶性食物繊維は避けていましたが、水溶性食物繊維や粉末の昆布、しいたけなどを取り入れながら、少しずつ不水溶性食物繊維も取り入れていきました。もちろん、ゆっくりと様子を見ながらです。今現在は、ごぼう、きのこ類などの不水溶性食物繊維も普通に食べています。
　水溶性食物繊維は、次のような方法で摂りました。
　スープにフコイダンを入れる他、味噌汁を作る際、ごぼう、きのこ類、大根、人参、キャベツ、玉ねぎなど、たくさんの野菜やぬるぬる系のなめこやオクラ、海藻を入れました。ただし、息子のお椀にはごぼう、きのこのように不水溶性食物繊維がたっぷり入っている野菜は入れないようにして、スープに溶け出している栄養や水溶性食物繊維を胃腸の負担なく吸収出来るようにとイメージしました。
　これと同じ発想で出汁は昆布、かつお節、いりこなどから丁寧に取り、ファイトケミカルスープを作ったり、ごぼう茶を煮て水溶性食物繊維が入ったごぼうの風味の出汁を取ったりしています。

ファイトケミカルとは、野菜や果物の色素や香り、辛味、苦味などに含まれる機能性成分のことで、それら植物の皮や種などに含まれる栄養素が、抗酸化作用や、がんの抑制、免疫力アップ、アレルギー抑制などに効果があると言われており、それらを使ってスープを作ります。

ファイトケミカルスープの作り方は、野菜くずを20〜30分煮ることで野菜の細胞膜が壊れ、ファイトケミカルが煮汁に出て、体内に吸収しやすくなります。ただ、野菜くずの量が多いと独特の苦味が出るので、少しずつの量から試してみるのをおすすめします。せっかく作っても美味しくなかったらがっかりするし、また作ってみようとは思わなくなってしまうでしょう。

私は毎日飲む味噌汁の出汁を取る時に、いりこ、昆布と一緒に野菜（味噌汁に入れる野菜）のくずを煮て、20分くらい経ったら、かつお節を入れて出汁を取っていますが、時にはごぼう茶も入れて、ごぼうの栄養と水溶性食物繊維も摂取出来るようにしています。

ただ、毎日このように出汁とファイトケミカルスープを作るのは大変なので、大きめの鍋に出汁とファイトケミカルスープを作り、その中に4〜5日分くらいの野菜（大根、人参、玉ねぎ、きのこ、白菜かキャベツなど）を入れて煮ます。野菜が煮えたらワカメを入れて、そして食べ切れる分だけの野菜と出汁を小さい鍋に移し、汁が足りなければ、別に作っておいたかつお出汁を入れて温め、味噌を溶くというやり方で、毎日味噌汁を飲んでいます。

ご飯を炊く時も食物繊維を意識して入れています。「白米1／もち米1／胚芽米1／発芽玄米1／もち麦0.5」の割合にして、糸寒天を一掴み、にがり（マグネシウム補給）数滴を入れ、水はミネラルウォーターを使用し、雑穀や黒米を入れることもあります。

玄米

玄米はビタミン、ミネラル、食物繊維を豊富に含む栄養価の高い食品

です。玄米は食物繊維が多く消化にも負担がかかるので、IBDの人には不向きとされていましたが、最近になってIBDの人にも玄米食が推奨されるようになってきました。それはきっと、玄米の栄養が腸や身体の栄養となり、腸や身体そのものを強くしているからではないかと思われます。

　炎症を恐れて消化の悪い食品を避けることだけを考えるより、食品に含まれている栄養素のことも同じように重要だと考えたほうが、長い寛解が維持出来るようです。なお、玄米は残留農薬の心配もあるので、出来れば無農薬のものを選ぶようにして下さい。また、消化のことを考慮するなら、玄米よりも発芽玄米のほうがいいでしょう。

　玄米を使ったスープのレシピ（調子の悪い時に作った２点）を紹介します。

【玄米スープ】

　お茶のように飲めるサラサラタイプ。お茶として飲んだり、または味噌汁、煮物、鍋の出汁にも使えます。冷蔵庫で保存（約３日間）します。

材　料
・玄米 １合
・水 1800cc
・自然塩 5g

作り方
①玄米カップは水で洗い、たっぷりの水を注いで30分間浸して、ザルに上げて６時間ほどおく。
②厚手で油けのない平鍋で鍋を温めてから玄米を入れ、少し強めの火加減で絶えず木ベラを動かしながら、5〜10分間炒る。
③玄米が小麦色になり、ぱちぱち音がしてくる。火を弱め、

絶えず木ベラを動かしながら 20 分間炒る。

④水 1800cc と自然塩 5ｇを入れ、フタをして中火にかける。

⑤煮立ったらフタをずらし、弱火にする。フツフツと 30 分間ほど炊いて濾す。

【玄米クリームのスープ】

　ポタージュタイプ。ぽってりした仕上がりでお粥を濾していただく感じ。自然療法の命のスープとも言われています。作るのが大変！という方は、Amazon や楽天市場で「有機玄米クリーム」を購入出来ます。

材　料
　・玄米 1合
　・水 7合
　・自然塩 少々

作り方
　①洗って乾かした玄米をきつね色になるまで、焦げないように弱火～中火でゆっくり 20 分くらい炒る。
　②8合の水を入れ、フタをして強火に。沸騰したら弱火で 90 分くらい煮る。
　③すりこぎなどで潰し、サラシの袋か濾し器で濾す。
　④飲む人の体調に合わせて濃さを調節し、自然塩を少し加えて完成。

　玄米の栄養は、玄米食からしか摂取出来ないわけではありません。玄米を原料とした味噌や黒酢を選べば、知らず知らずのうちに玄米の栄養も摂取することが出来ます。

タレントの山田まりやさん（クローン病の疑い）の『食事を変えたら、未来が変わった』という本の中に「玄米酵素ハイ・ゲンキ」という商品が勧められていました。私はその商品は（高かったので）買いませんでしたが、寛解のヒントにやはり玄米があるのかなと思いました。

調味料

　健康に気を付けるには薄味減塩が推奨されがちですが、調味料はそんなに悪いものではないと思い直しました。

　例えば、昔ながらの製法で丁寧に作られた塩には身体に必要なミネラルが入っているし、天然醸造の味噌、醤油、みりん、酢は、完全な発酵食品です。つまり、これらの調味料と呼ばれる食品は、きちんと丁寧に作られたものを選べば腸内細菌を育てて腸内環境が良くなり、しかも美味しい！と一石二鳥なのです。

　また、出来れば原材料がオーガニックのもののほうが、よりベターかと思います。口にするものすべてをオーガニックに変えることは大変ですが、調味料は一度買えばすぐにはなくならないし、材料の成分がそれらを作る過程でより濃縮されるため、調味料は原材料がオーガニックのものがよいかと思います。

発酵食品

腸内環境のために積極的に取り入れた発酵食品です。
【納豆】
ひきわり→極小→小粒と、様子を見ながら取り入れる。

【ぬか漬け】
　酪酸菌を含む唯一の食べ物。ただし、売っているぬか漬けは添加物が入っていたり発酵止めをしていることがあるため、手作りがよい。

【塩麹】

売っている塩麹は発酵止めをしていることがあるので、自家製がよい。

【甘酒】

甘酒も発酵止めをしていることがあるので、出来れば自家製がよい。ヨーグルトに入れたり、料理する際には砂糖の代わりとしても使える。

【甘酒レシピ】

材　料
・炊いたご飯 2合
・米麹 200g
・水 400cc

作り方
①炊飯ジャーで米2合を炊く。
②炊けたら、米麹と水を入れてそのまま保温。炊飯ジャーのフタはせず、ふきん（またはキッチンペーパー）を濡らして上にのせ、その上に新聞紙をのせて、時々かき混ぜながら8時間保温する。

【カスピ海ヨーグルト】

甘味料の入っていないプレーンヨーグルト。カスピ海ヨーグルトには酢酸菌が含まれています。酢酸菌を体内に取り入れると免疫バランスが整い、アレルゲンに働く免疫細胞の暴走が抑制される。

【阿波番（晩）茶】

乳酸菌を使って発酵させた「発酵茶」。腸内環境を整え、血糖値の抑制効果、花粉症などのアレルギー改善の効果があると言われている。Amazon、楽天市場などで購入可能。

海藻類

フコイダン原液をスープや汁物に入れたり、もずく、アカモク、おきうと、ところてん、アオサ、ワカメなどの海藻類を意識的に毎日摂取する。

地中海食

健康食として近年注目されている地中海食。その効果は、肥満や糖尿病、高血圧などの生活習慣病、心筋梗塞や脳卒中などの心血管疾患、アルツハイマーなどの認知症などの予防、改善に有効であることが分かっていますが、IBD においてもその効果が認められてきています。『潰瘍性大腸炎とクローン病の栄養管理』（講談社）という書籍の中でも地中海食が紹介されています。

地中海食の特徴は「果物や野菜を豊富に摂取する」「乳製品や肉より魚を多く使う」「オリーブオイル、ナッツ、豆類、全粒粉など未精製の穀物を使う」というもの。地中海食では、豊富に使用するオリーブオイルは不飽和脂肪酸を多く含んでいること、飽和脂肪酸を多く含む肉の摂取量が少ないこと、野菜や果物の植物性食品を多く摂取するために抗酸化作用が強いことなどが、健康に良い理由であるとされています。

地中海食ピラミッド

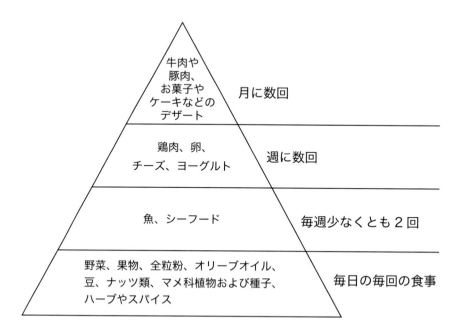

我が家では次のようにして、地中海食を取り入れています。

・炒め物に使う油をすべてオリーブオイルに変える。
・ナッツ嫌いの息子なので、ナッツの代わりにゴマをふんだんに使う（ゴマ和え、サラダにゴマを必ずかけるなど）。
・チアシードをヨーグルトに入れる。
・スロージューサーで朝晩、フルーツと野菜のジュースを飲む（しっかりと野菜が摂れるようになってからは、飲んでいない）。

（2）腸内環境のために出来るだけ排除したもの

白砂糖

　精製された白砂糖が身体に悪いことは、何となく世間にも広まっていますが、砂糖と炎症には密接な関係があるようです。白砂糖の代わりに使っているのは、てんさい糖、ハチミツ、甘酒、フラクトオリゴ糖などです。『栄養チャンネル Nobunaga』の動画「砂糖が炎症を起こす！潰瘍性大腸炎やクローン病の引き金に！？今すぐ砂糖食品をやめよう」では、次のようなことが語られていました。要約です。

・砂糖の過剰摂取は炎症性腸疾患のリスクを高める。
・砂糖と甘味料の摂取がクローン病リスクを増やし、スイーツの摂取が潰瘍性大腸炎リスクを増加させる。
・栄養調査では、甘い食品を摂ると IBD 患者の約 10% がその疾患の再発や症状の重症度が悪化した。
・砂糖は発がん性の二次胆汁酸を増加させる。
・砂糖が炎症を引き起こす。

加工食品、添加物

　加工食品や添加物が身体に悪いということは何となく知っていると思いますが、近頃、特に気を付けているのが「一見、身体に良さそうで実は添加物がたくさん使われている食品」です。
　例えば、ノンオイルドレッシングやグルテンフリーの食品（小麦の代わりに米や大豆に代替しているもの）、肉を使わず肉っぽい代物に仕立てたものなどは、身体に悪いと言われがちなものを使っていない代わりに、多量の添加物が使われていることがあります。

商品の表に健康的な言葉が並んでいても、安心してはいけません。商品の裏に書かれてある原材料にも、注意を向けてみてください。原材料をチェックする習慣を付けるのは大切なことですが、表示を免除される食品添加物もあるので、添加物を摂らないためには、出来るだけ自炊のほうがよいのかなと思います。

　『栄養チャンネル Nobunaga』の動画から、加工食品、添加物についての要約です。

食品添加物について知るべき３つの悪影響
食品添加物がどのように体に悪いのか、主な理由は次の３つです。

①活性酸素を発生させる
②腸内環境を良くない方向へ変えてしまう
③ミネラルを排出させてしまう

腸内細菌を壊す５つの添加物
食品添加物、人工甘味料、食器用洗剤は腸内細菌叢に損傷を与え、炎症を引き起こします。腸を崩壊させる添加物は、次の５つです。

①乳化剤
②人工甘味料
③トランスグルタミナーゼ
④保存料
⑤亜硫酸塩

小麦（グルテン）

ここ最近話題になってきているグルテンフリーですが、なぜグルテンが良くないのか、調べてみました。『栄養チャンネル Nobunaga』の動画「グルテンの正体！なぜ小麦グルテンは炎症を起こすのか」の要約です。

・グルテンの摂取は抗炎症に働く T レグ細胞を減少させ、自己免疫疾患に働く炎症性の Th17 細胞を増加させる。
・グルテンそのものがセリアック病の発症因子であり、1 型糖尿病の発症にも影響を与えている可能性がある。

オメガ６系の油

「NHK スペシャル 食の起源」より、内容を要約しました。

世の中にはたくさんの油がありますが、それらは主に次の４種類に分けられています。

①飽和脂肪酸（バター、ラード、赤身肉など）
②オメガ３脂肪酸（魚の油、アマニ油、エゴマ油、MCT オイルなど）
③オメガ６脂肪酸（大豆油、コーン油、紅花油など）
④オメガ９脂肪酸（オリーブオイルなど）

これらの中で、私たちの健康を守る上で絶対に欠かせないのが、オメガ３脂肪酸とオメガ６脂肪酸と言われています。どちらも他の脂肪酸と違って体内で作ることが出来ないため、食品から摂らなければなりません。また、このオメガ３とオメガ６、なんと、お互いについて正反対の役割を担っているのです。

例えば、オメガ６は白血球を活性化して病原菌と戦う働きをしますが、

オメガ3は逆に白血球の働きを抑制、炎症を抑えることが分かっています。アクセルを踏むのがオメガ6で、ブレーキをかけるのがオメガ3ですが、アクセルが強すぎてもブレーキが強すぎても、体は正常に働きません。よって、このオメガ3とオメガ6のバランスを保つことが健康には欠かせないのです。

　世界中の様々な調査から、オメガ3とオメガ6のバランスは1：2が最適であるということが分かってきました。しかしながら、現在、日本人のオメガ3：オメガ6のバランスは1：10にもなっています。そのため、いかにオメガ6系の油を控え、逆にオメガ3系の油を積極的に摂るかが健康のカギとなりそうです。

　そのために取った対策は、オメガ6たっぷりの加工食品、菓子パン、洋菓子を減らし、肉の白い脂部分も取り除き、また、オメガ3を摂取するために、汁物やサラダにアマニ油やエゴマ油をかけ、炒め物など料理に使う油はすべてオリーブオイル（オメガ9系）に切り替えました。

食べすぎない（1日2食くらいがちょうどいい）

　食べすぎと腸内環境の関係性は分かりませんが、胃腸をゆっくり休ませるには食べすぎないようにすることも大切です。息子の場合は、1日2食が調子が良いようです。

7. 家族と食べるいつものご飯

　クローン病になると大抵の場合、家族と同じメニューの食事は出来ません。しかし、少しの手間と工夫で同じものが食べられるかと思います。

　次に紹介するレシピは、どれも息子がクローン病になってから作り始めたレシピです。家族からも好評で、何度も作っているレシピを紹介します（息子が魚嫌いなため、肉料理ばかりですが）。ただ、IBD の病状や食べられるものも人それぞれなので、ここに紹介したレシピは、すべての IBD の人にとって安全というわけではないことをご理解の上、ご自身の体調を考慮しながら参考にして下さい。また、ほとんどのレシピは寛解期のものです。

ドレッシング

　一般的にドレッシングの危険性については、あまり知られていないような気がしますが、添加物を気にするようになると、ドレッシングに入っている添加物の多さのびっくりします。

　例えば、脂質制限されている IBD の人が、真っ先に手に取るであろうノンオイルドレッシング。その中の 1 つ、青じそドレッシングに入っていた添加物は次の通りです。

　　・果糖ぶどう糖液糖

　　・たんぱく加水分解物

　　・調味料（アミノ酸）

　　・酸味料

　　・香料

　　・増粘剤（キサンタンガム）

・甘味料（スクラロース）

・香辛料抽出物

・ビタミンＢ１

　ただし、果糖ぶどう糖液糖、たんぱく加水分解物は、添加物には指定されていません。

　また市販のドレッシングに使われている油は、その価格の安さから想像するに質の悪い油が使われているであろうことが分かります。健康のためにサラダを摂っていても、そのサラダに添加物たっぷりのドレッシングをかけていたら、本当に身体に良いのか……、そこでドレッシングを作ることにしました。

【フレンチドレッシング】（約４人分使い切り）

材　料

・オリーブオイル 大さじ２

・レモン汁 大さじ１

・塩（岩塩、ハーブソルトなど）少々

・コショウ 少々

作り方

　これらの材料を空き瓶やフタ付き容器に入れてよく振り、白く濁って乳化すれば出来上がり！ 一瞬でカフェのサラダにかかっているおしゃれなドレッシングの完成です。

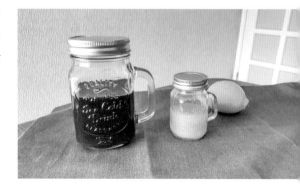

【酢の物にも使えるドレッシング】（オイルあとがけ）

酢、フラクトオリゴ糖、めんつゆ（出来るだけ添加物の少ないのを選ぶ）を１：１：１の割合で入れてよく混ぜる。ミルクフォーマー（電動泡立て器）があれば、簡単によく混ざる。

酢はりんご酢、梅酢、黒酢、にごり酢、バルサミコ酢など、３種類以上使うと、まろやかな深みのある味になります。

IBD用であれば、酢酸菌が入っているにごり酢や黒酢、バルサミコ酢を入れると、なお良いでしょう。酢の物に使う時はオリーブオイルはかけず、アマニ油とすりゴマをかけると栄養価も上がります。

ドレッシングとしてサラダにかける時は、野菜に絡みにくいので、すりゴマをかけて、次にこのドレッシング、最後にオリーブオイルを回しかけると味も栄養も◎。オリーブオイルの代わりにインカインチオイルで味の変化を楽しんでみても◎。

インカインチオイルとは、アマゾン熱帯雨林に分布する常緑樹サチャインチという植物を原料とするオイルのことで、近年、日本でも美容や健康に良い油として知名度が高まりつつあります。アマニ油やエゴマ油と同じオメガ３系脂肪酸ですが、加熱に強く酸化しにくいという特性を持ち、皮膚や粘膜の機能を強くして細胞を正しく機能させたり、抗炎症作用もあります。Amazon、楽天市場、iHarb などで購入可能です。

※ドレッシングの使用例

【もずく酢】

もずくの他にキュウリかオクラ（茹でる）トマトなどを器に入れてドレッシングをかけて、よく混ぜる。ゴマを振り、アマニ油をかける。

【おきうと】

おきうとを小皿に入れドレッシングとゴマをかけ、お好みでアマニ油。

【ワカメとキュウリの酢の物】

ワカメ、キュウリ、トマト（あれば）にドレッシングとゴマをかける。
お好みでアマニ油。

【アカモクの酢の物】

アカモクにドレッシング、ゴマ、アマニ油をかける。お湯を入れて、
スープにしても。アカモクのねばねば力はすごくて、ねばねば力（フコ
イダン含有率）はダントツ1位のような気がします。

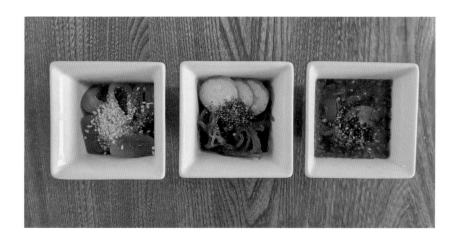

ぬか漬け

自家製ぬか漬けでお腹の調子が良くなる人は多いようです。一度はぜ
ひ、試してもらいたい食品です。市販のぬか漬けは発酵止めをしている
こともあるので、出来れば自家製のほうがよいでしょう。

スープ

【即席あおさスープ】

材　料

・あおさ（乾燥）一掴み
・鶏がらスープの素（化学調味料無添加のもの）小さじ1
・すりゴマ 適量
・お好みでネギの小口切り

作り方

①お椀にすべての材料を入れ、湯を注ぐ。
②あおさの代わりに乾燥ワカメやもずく、乾燥野菜、切り干し大根、糸寒
　天、高野豆腐（小さめ）など、お好みで入れる。
③仕上げにアマニ油をかけてもよい。

　湯を注ぐだけで即席のスープになるので、小さいジブロックなどに入れ
れば持ち運びも出来て便利。

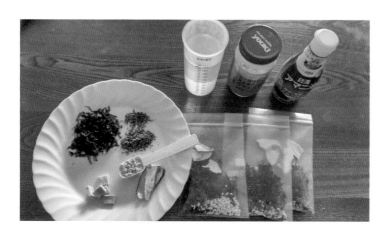

トッピング

　ゴマ（黒ゴマ、白ゴマ）、アマニ油、エゴマ油、ブロッコリースプラウト（細かく刻んで）。栄養価が高いと言われているこれらの食べ物をスープ類、小鉢類、メインのおかず……など、必ず献立の一品にトッピング。ブロッコリースプラウトはブロッコリーの赤ちゃん。野菜の中でもトップクラスの栄養を持つブロッコリーの７倍以上のスルフォラファンが含有されています。スルフォラファンには、体の解毒力や抗酸化力を高める作用があります。

味噌玉

　息子が一人暮らしをする時に作ってみた味噌玉。味噌汁は腸活にもおすすめの素晴らしいスーパーフードです。

大さじ１ずつラップに包めば即席味噌汁がすぐに出来ます。

【味噌汁】（約８杯分）

材　料

・白味噌 大さじ５
・赤味噌 大さじ３
・かつお節 小さじ１強
・昆布粉末 小さじ２分の１
・しいたけ粉末 小さじ２分の１
・いりこ粉末 小さじ４分の１

作り方

①すべてをよく混ぜる。
②お椀１杯に約大さじ１の味噌玉を入れる。

③具材とお湯を注ぐ。

　具材は、乾燥ワカメ、豆腐、ネギ、切干大根、あおさ、もずくなどがお手軽。

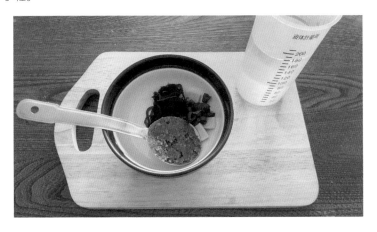

海藻、きのこ類など（ぬるぬるしたものを毎日食べる）

　狭窄があり、海藻やきのこを控えているならば、昆布を水に浸けて取れたフコイダン入りの出汁から水溶性食物繊維を摂ったり、なめこを味噌汁に入れてなめこは避けて、なめこのぬるぬるだけを食べます。狭窄がなければ、少しずつ不水溶性食物繊維を摂取します。

　ぬるぬるした食材は他に、オクラ、モロヘイヤ、納豆、ツルムラサキ、山芋（ただし、息子は山芋を食べるとお腹が張って苦しくなることがしばしばあったので少量）などがあります。ただし、不水溶性食物繊維も多いので人によっては注意が必要かと思います。

肉・魚、野菜について

　肉の油（白い所）は出来るだけ丁寧に取り除き、鶏肉は皮も取ります（すでに皮を取ってあり、薄切りしてある鶏むね肉がスーパーにあれば

冷凍ストック用も兼ねて、多めに買い置きしておくと便利)。魚は出来れば、養殖でなく天然物を買います。

野菜の切り方——

　退院後しばらくは、野菜を食べることにはかなり慎重になっていました。大根、人参、芋類は圧力鍋で煮て、それからすり潰し→小刻み→荒刻み→普通サイズと徐々に普通サイズにしていき、その後は圧力鍋から普通の鍋へと変更。分かりやすく言うならば、一旦離乳食にして、そこから少しずつ普通食にするといった感じです。

　葉物野菜はまず、くたくたに茹でてやわらかくして小さく刻んだものから始めて、それから少しずつ大きくしたり、炒めてみたり、生のまま食してみたり‥‥量も少なめから徐々に増やしていきました。切り方としては、繊維を断ち切る方向で切っていました。現在は、特に何も気にすることなく調理しています。

鶏むね肉の切り方——

　肉が固くならない切り方がネットにたくさん上がっています。その中で私がよく使う切り方は「そぎ切り」です。写真のように3つに切り、線の方向にそぎ切りする。酒などで下味を付けて、片栗粉をまぶしてから調理するとより固くなりにくくなります。

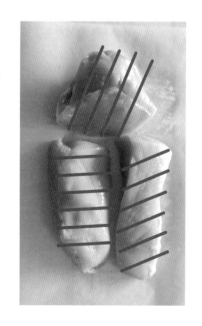

　息子がクローン病になってから、鶏肉（むね肉、もも肉、ササミ）料理のレシピが断然に増えました。その中で、家族みんなに好評だったレシピ＆知っておくと便利なレシピを紹介します。

【燻製塩で鶏ハム】（低温調理）

　加工肉（ハム、ウインナー、ベーコン）は、あまり買わなくなったので、燻製塩や燻製コショウを使って、それらの代用品としています。低温調理を知っておくと、鶏むね肉がしっとり美味しく食べられます。

材　料

・鶏むね肉　1枚
・てんさい糖　小さじ2分の1
・燻製塩（なければ、塩、ハーブソルトでも）
　小さじ1
・コショウ（または、ヒハツ）適量

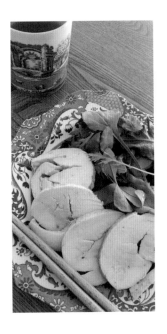

　燻製塩は Amazon、カルディで購入可能。ヒハツとは、コショウの代わりに使えるスパイスのことで、内臓温度を上げる。その効果は生姜を上回り、スーパーフードとして近年、注目を集めている。Amazon、楽天市場、iHerb などの通販、大きなスーパーでも購入可能。

作り方

①鶏むね肉は皮を取り除き、観音開きにしてフォークで何ヵ所か刺して、てんさい糖→燻製塩の順番で全体に揉み込みます。必ず、てんさい糖から！
②ジップロックなどに入れて、一晩くらい冷蔵庫に入れておく。
③鶏むね肉を軽く洗って、キッチンペーパーで水気を軽く拭き取り、ラップで真空になるようにキャンディの形にします。
④鍋にお湯を沸かして沸騰したら火を消して、ジップロックに入れた③の鶏肉を入れて、冷めるまでそのまま。

炊飯器でも作れます（冷めるまで待たなくてもよいので、少し時短）。

①炊飯器の３合目まで沸騰したお湯を入れてから１カップの水を入れる。

②作り方の③の鶏肉を完全に沈めるよう（皿をのせて）に入れて、保温で
　１時間30分放置して出来上がり。

　出来た鶏ハムは、パンに挟んだり、パンにのせてピザトーストにした
り、サラダ、麺類のトッピングに！

【鶏ハム炒飯】（レンチン油少なめ）

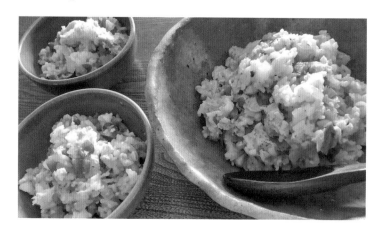

材　料（２人分）

・鶏ハム ５ミリくらいの輪切り４枚

・玉ねぎ ４分の１

・ピーマン１個

・オリーブオイル 大さじ１×２

・ご飯 大盛２杯（400g）

・塩 小さじ１弱

・醤油 小さじ１

・卵 ２個

①玉ねぎ、ピーマン、鶏ハムは粗みじん切りにする。

②耐熱容器に入れてオリーブオイル大さじ1を加え、ふんわりラップで3分レンジでチンする。

③温めたご飯と塩、醤油を混ぜて、②に入れる。

④真ん中にオリーブオイル大さじ1、溶き卵を入れる。

⑤ラップなしでレンジで4分30秒加熱する。

⑥よく混ぜて、好みでコショウを振る。

【鶏肉のマヨポン照り焼き】

材 料（2人分）

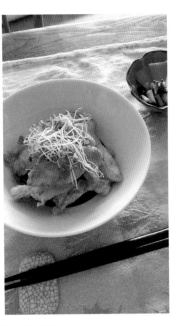

・鶏肉（もも、むね、ササミ、お好きな
　ものでOK）300g

・下味（醤油、酒、マヨネーズ 各大さじ
　2分の1／片栗粉 大さじ3〜4）

・合わせ調味料（ポン酢醤油 大さじ3／
　てんさい糖、マヨネーズ〈脂質が少な
　いもの〉各大さじ1.5

・すりゴマ 大さじ3

・オリーブオイル 大さじ1

作り方

①鶏肉は皮、白い脂、スジを取り、一口大のそぎ切りにする。

②下味に付けて、やさしく揉み込み、10分ほどおいておく。

③②に片栗粉をまぶす。

④フライパンにオリーブオイルを敷き、③を並べる。中火で3〜4分焼き、裏返してフタをし、さらに3分蒸し焼きにし、全体に火が通ったら、合わせ調味料を入れ、煮からめ出来上がり。

【鶏むね肉のレモンバターステーキ】

材 料（2人分）

・鶏むね肉（皮なし）2枚（約500g）
・塩、コショウ（ヒハツ）少々
・片栗粉 大さじ2くらい
・レモン汁 大さじ2
・バター 10g×2（バターを控えたいなら10g→5gにする。もしくは、仕上げにオリーブオイルをかける）

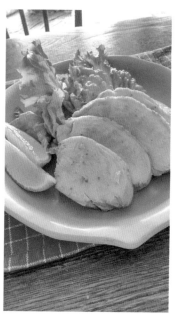

作り方

①鶏肉は常温に戻し、塩コショウをして、片栗粉をまぶす（鶏肉1枚につき、塩小さじ2分の1強）。

②フライパンにオリーブオイル大さじ1を入れ熱し、①を入れフタをして弱火で5分ほど焼く。最後の1分間は少し火を強める。

③焼き色が付いたら裏返し、フタをして5分間ほど焼く。

④一旦、火を止めて余分な油をキッチンペーパーで拭き取る。

⑤鶏肉1枚につき、バター10gとレモン汁大さじ1を加え、とろみが付くまで弱火で煮詰める。出来れば1枚ずつ焼いたほうが、美味しく焼ける。

⑥焼けたら、皿に盛り付けて、フライパンに残ったソースをかける。

【揚げないチキン南蛮】

材料 （3〜4人分）

・鶏むね肉 ２枚
・下味（すりおろしニンニク１片／酒 大さじ１／マヨネーズ 大さじ１／酢 小さじ１）
・片栗粉 適量
・オリーブオイル 大さじ２
・お好みで付け合わせ（しいたけ、エリンギ、しめじなど 適量）
・南蛮酢（フラクトオリゴ糖 大さじ６〈またはてんさい糖 大さじ３〉／醤油 大さじ３／酢〈にごり酢、黒酢だとなおよい〉大さじ３／すりゴマ お好みで 大さじ１〜２）
・タルタルソース（マヨネーズ 大さじ４／ゆで卵 １個／玉ねぎ ４分の１／キュウリのぬか漬け〈もちろんピクルスでも〉適量／塩、コショウ〈ヒハツ〉少々）

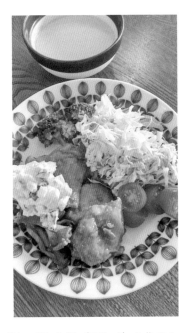

作り方

①鶏肉は皮と脂を取り、均一の厚さにそぎ切りする。
②下味の材料と①の鶏肉を、ビニール袋に入れて、よく揉み込んで１０分間置いておく。その間に南蛮酢とタルタルソースの材料を混ぜる。
③②の鶏肉に片栗粉をまぶして、フライパンにオリーブオイルを入れて、両面をこんがり焼く。この時、付け合わせのきのこも炒める。
④中まで火が通ったら、フライパンの余分な油は拭き取り、合わせていた南蛮酢を全体に回しかける。
⑤盛り付けてからタルタルソースをかける。

【タンドリーチキン】

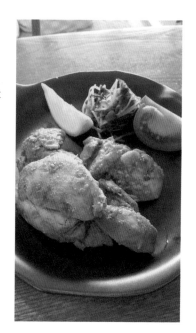

材 料 （3〜4人分）

- 鶏肉（もも、むね、ササミ、お好きな
  もので OK）500g
- 漬けダレ
  - プレーンヨーグルト 大さじ4
  - ケチャップ 大さじ2
  - 醤油、カレー粉、コンソメ（顆粒）
    各小さじ2
  - おろしニンニク 小さじ1
  - オリーブオイル 大さじ2

作り方

①鶏肉は皮、スジ、脂を丁寧に取り除き、むね肉、ササミはフォークで穴
を開けて、味を染み込みやすくする。

②ジップロックなどの密閉袋に①の鶏肉と漬けダレを入れて揉み込む。冷
蔵庫で一晩置く（時間がなければ15分程度）。このまま冷凍も出来る。

③フライパンにオリーブオイルを敷き、中まで火が通るようこんがり焼
く。鶏肉に厚みがあれば、片面焼いてひっくり返した後にフタをして焼
き、中まで火が通ったら、フタを取ってこんがり焼き色を付ける（鶏肉
の大きさにもよるが、片面5分ずつくらい）。

【鶏むね肉のみぞれ煮】

　お腹の調子が悪い時はエレンタール、ウィダーインゼリー、りんご
ジュース、お粥だけで過ごしていましたが、少し調子が良くなってきた
時や大腸検査前後に作っていたレシピです。大根には消化酵素が豊富な
ので、胃腸の弱った時にはぜひ食べたい食材です。

材 料 （2人分）

・鶏むね肉（皮なし）1枚（250g）
・大根 400g
・片栗粉 大さじ1
・お好みで細ネギまたはブロッコリースプラウト 適量
・オリーブオイル 大さじ1
・下味（酒 大さじ2分の1／酢 大さじ2分の1／片栗粉 大さじ1）
・合わせ調味料（醤油 大さじ1／てんさい糖 大さじ2分の1／酒 大さじ
　2分の1／白出汁 小さじ1）※簡単に作りたい時は、めんつゆと水を
　3：1で代用／すりおろしたしょうが 小さじ1）

作り方

①鶏肉はむね肉の切り方を参照(P56)。そぎ切りで食べやすい大きさに切る。
②①の鶏肉に酒、酢を揉み込み、片栗粉を全体にまぶす。
③大根をおろし、合わせ調味料と合わせる。
④フライパンにオリーブオイルを入れて、②の鶏肉を中火で両面きつね色
　になるまで焼く。
⑤大根おろしの入った合わせ調味料を加え、弱火で3分ほど煮たら出来上
　がり。お好みで細ネギやブロッコリースプラウトをのせる。

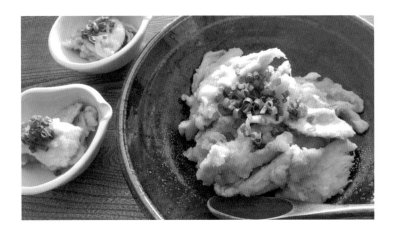

3種のタレで便利に調理

　照り焼きダレ、甘酢ダレ、味噌ダレ。鶏肉、豚肉、魚（白身）に合う
これら3種類のタレを、あらかじめ作っておけば、具材を焼いてその日
に食べたい味のタレをかけるだけですぐにメインのおかずが出来上がる
ので便利です。タレの作り方とタレを使用した料理を紹介します。

その1. 照り焼きダレ

材　料

・醤油 大さじ3
・てんさい糖 大さじ2（もしくはフラクトオリゴ糖 大さじ4）
・みりん 大さじ2
・酒 大さじ2

大量に作る場合——
・醤油 150g
・てんさい糖 100g（もしくはフラクトオリゴ糖 200g）
・みりん 100g
・酒 100g

作り方
すべての材料をよく混ぜ合わせる。

【照り焼きチキン】

材　料

・鶏もも肉 1枚
・塩、コショウ（ヒハツ）少々
・片栗粉 大さじ1強　・照り焼きダレ 大さじ6
・オリーブオイル 大さじ1

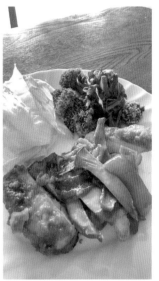

作り方

①鶏もも肉は皮、白い脂を丁寧に取り除き、均等な厚さになるように厚いところは包丁で切れ目を入れて開く。

②塩コショウを鶏肉の両面に振り、全体に片栗粉をまぶす。

③フライパンにオリーブオイル大さじ1ほど入れ、鶏肉を入れる。フタをして弱火で5分ほど焼き、最後の1分間は少し火を強める。

④焼き色が付いたら、裏返してフタをし、さらに3〜5分焼く。余分な油を丁寧にキッチンペーパーで拭き取る（しっかり油を拭き取ることで照り焼きダレの味が、肉によく絡みます）。

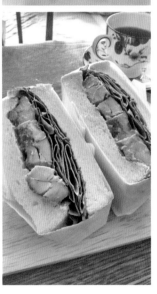

⑤照り焼きダレ大さじ6を回し入れ、フタを取って中火で煮詰める。

⑥煮詰まってきたら、ひっくり返して裏面にもタレを絡める。照りが出て、とろみが出て肉にタレが絡んだら出来上がり（※出来上がり直前に味見をして、各々の好みで調味料を入れて味の調整をして下さい）。

パンに挟んでテリヤキチキンサンドにもアレンジできます。

【豚の生姜焼き】

材　料（2人分）

・豚ロース 300g

・片栗粉 適量

・生姜（すりおろし）大さじ2

・照り焼きダレ 大さじ5

・オリーブオイル 大さじ1

作り方

①豚肉の白い脂部分を取り除く。片栗粉をまぶす。

②フライパンにオリーブオイルを入れて、中火で軽く豚肉を焼く。

③肉に半分ほど火が通ったら、照り焼きダレと生姜のすりおろしを入れて、
　タレの水分がなくなって肉にタレがからんだら出来上がり。

④玉ねぎやきのこを一緒に焼いてもよい。

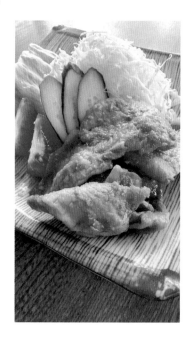

【酢豚もしくは酢鶏】

材料（2人分）

- 豚肉（もも、ロースなど、薄切りでもブロックでも何でも）もしくは鶏肉 300g
- 下味（醤油 大さじ1／酒 大さじ1／片栗粉 適量）
- 玉ねぎ 2分の1
- ピーマン 1個
- パプリカ赤 2分の1
- パプリカ黄 2分の1
- エリンギ 1本
- 甘酢あん（照り焼きダレ 大さじ10／酢 大さじ3弱／水 大さじ4／片栗粉 大さじ1）
- オリーブオイル 大さじ2

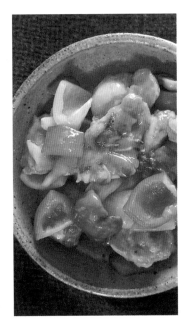

作り方

①甘酢あんの材料は合わせておく。

②豚肉（鶏肉）は一口大に切って下味の醤油、酒を揉み込んでそのまま10分くらい常温で置く。片栗粉をまぶす。

③玉ねぎはくし切り、その他の野菜は一口大に切る。

④フライパンにオリーブオイルを入れ、玉ねぎ、肉を入れて炒める。肉に火が通ったら、その他の野菜を入れ軽く炒める。

⑤④のフライパンに甘酢あんを入れて、中火でとろみが出るまで混ぜる。2〜3分でとろみが付いたら出来上がり。

その２. 味噌ダレ

鶏肉はもちろん、白身魚、豚肉、野菜炒めにも使えます。

材　料

・赤味噌 50g

・白味噌 50g

・醤油 50g

・みりん 100g

・てんさい糖 100g（もしくはフラクトオリゴ糖 200g）

・酢 5g

作り方

すべての材料をよく混ぜ合わせる。

【豚ロース厚切り味噌漬けステーキ】

材　料

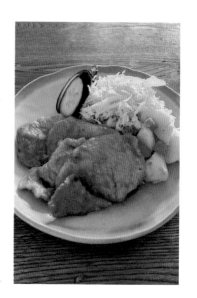

・豚ロース厚切り肉 ２枚

・味噌ダレ 大さじ２

・お好みで白ゴマ 大さじ２（味噌ダレに
　入れる）

・オリーブオイル 大さじ１

作り方

①豚ロース肉の白い脂部分は、キッチン
　バサミや包丁で取り除く。

②豚ロース肉１枚につき、味噌ダレ大さ
　じ１を両面にまんべんなく塗る。一晩

冷蔵庫に置いておく。お好みで白ゴマを味噌ダレに混ぜ込んでいてもよい。この状態でジップロックに入れ、冷凍保存出来る。

③フライパンにオリーブオイルを入れ、弱火で焼く。味噌が焦げやすいので注意する。

【白身魚の味噌漬け】

材　料

・鮭、真鯛など お好きな数
・味噌ダレ 魚1匹につき大さじ2
　（タレがしっかり絡む量）

作り方

①魚にまんべんなく味噌ダレを塗る。そのまま冷蔵庫で一晩置く。
②魚焼きグリルで、弱火でゆっくり焼く。味噌ダレが付いていると焦げやすいので注意する。フライパンで焼く時は、オリーブオイルを入れて焼く。

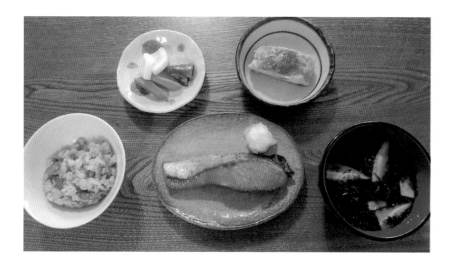

【味噌味の野菜炒め】

材　料

・家にある野菜（キャベツ、玉ねぎ、人参、ピーマン、もやしなど。なす
　があったら、なす味噌炒めになる）
・豚薄切り肉
・野菜、肉は食べたい量
・味噌ダレ 適量（１人分 約大さじ２くらい）
・生姜 少々（１人分 スライス１枚）
・塩、コショウ（ヒハツ）少々
・オリーブオイル 適量

作り方

①野菜、肉は食べやすい大きさに切る。豚肉の白い脂部分は、取り除く。
　生姜は千切りにする。
②フライパンにオリーブオイルと生姜の千切りを入れ、火をつける（弱火）。
　玉ねぎ、人参など固い野菜をまず入れて、少し火が通ったら中火にして
　豚肉を入れ、味噌ダレの半分の量を入れる。
③残りの野菜（火が通りやすい）を一気に入れて、残りの味噌ダレもすべ
　て入れて、手早くかき混ぜ、肉に火が通ったら塩コショウで味を調えて、
　　　　　　　　　　　　　　　　　　　　さっと火が通ったところで
　　　　　　　　　　　　　　　　　　　　素早く皿に移す。

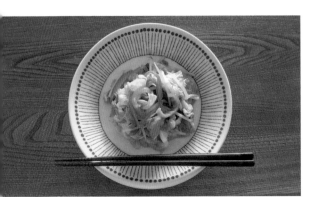

【チンジャオロース風】

材料

・ササミ、豚薄切り肉など　150g
・下味（醤油 小さじ1／酒 小さじ2／片栗粉 大さじ2）
・ピーマン　4個
・お好きなきのこ　1パック
・ニンニク　1片
・味噌ダレ 大さじ3
・醤油 大さじ1
・塩、コショウ（ヒハツ）少々
・オリーブオイル 大さじ1

作り方

①ササミ→スジを取って細切り、もしくは豚肉→脂部分を取って細切りして下味を揉み込んで、片栗粉をまぶす。

②ピーマン、きのこはそれぞれ同じ大きさに細切りにする。

③フライパンにオリーブオイルとニンニクの千切りを入れ、中火でササミ（もしくは豚肉）を入れる。肉に半分くらい火が通ったら、味噌ダレ大さじ1を入れ、肉に味を付ける。

④ピーマン、きのこを入れ、さっと軽く火を通したら、残りの味噌ダレ大さじ2を入れる。醤油をフライパンの鍋肌から回し入れる。味噌ダレと醤油にも火を通す。塩コショウで味を調えて出来上がり。

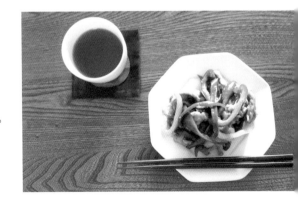

その3. ケチャップだれ

材　料

・ケチャップ 50g

・醤油 50g

・酒 100g

・みりん 50g

・ハチミツ 20g

作り方

すべての材料をよく混ぜ合わせる。

【ケチャップ炒め】

材　料（2人分）

・鶏むね肉かササミ（豚肉でも）150g

・下味（酒 小さじ2／塩、コショウ（ヒ
　ハツ）少々／片栗粉 大さじ2）

・玉ねぎ 2分の1

・きのこ（しいたけ、しめじ、エリンギ、
　まいたけなど）2分の1パック

・ニンニク 2分の1片

・生姜 1かけ

・ケチャップだれ 大さじ5

・オリーブオイル 大さじ1

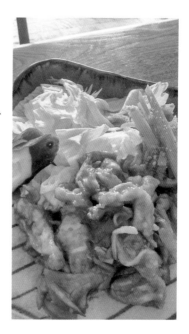

作り方

①ニンニクと生姜はすりおろしてケ
　チャップだれと合わせておく。

②鶏むね肉かササミなら薄くスライスする。豚肉なら脂の部分を取って、食べやすい大きさに切る。下味の酒、塩コショウを揉み込み、片栗粉をまぶす。

③玉ねぎ、きのこは大きさを揃えて、スライスする。

④フライパンにオリーブオイルを入れて、②の下味を付けた肉（鶏肉か豚肉）と玉ねぎを炒める。玉ねぎと肉に火が通ったら、きのこを入れてさっと炒め、①のケチャップだれを入れてさらに炒める。ケチャップだれが具材に絡まってきたら、出来上がり。

　３種のタレを使ったもの以外にも、まだまだあります。

【豚肉レンチンずぼら飯】

材 料（２人分）

・豚薄切り肉 150g

・もやし １袋

・酒 大さじ１

・ブロッコリースプラウト 適量

・ポン酢、アマニ油 適量

・すりゴマ 適量

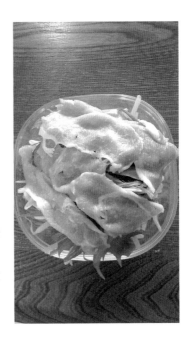

作り方

①豚薄切り肉は、白い脂の部分を取り除く。

②耐熱容器にもやしをのせ、その上に豚肉を並べ、酒大さじ１をかける。

③ふんわりラップをして、レンジ（600W）で５分加熱する。

④ブロッコリースプラウト、すりゴマ、ポン酢、アマニ油をかける。

【塩麹漬け豚肉ステーキ】

材　料

・豚ロース厚切り肉 お好きな枚数
・塩麹 厚切り肉1枚につき塩麹大さじ1

作り方

①豚ロース1枚につき大さじ1の塩麹を
　まんべんなく塗って、一晩冷蔵庫で置く。
②弱火で焦げないように（焦げやすい）
　両面焼いて、中まで火が通れば出来上
　がり。

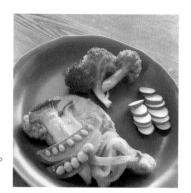

※塩麹の作り方──

材　料

・米麹 200g
・塩 66g
・水 260g

作り方

①すべてを清潔な容器に入れてかき混ぜる。
②1日に1回かき混ぜる、を1週間。常温で。
③出来上がったら冷蔵庫に保管。

【お刺身でレンチンアクアパッツァ風】

材 料 （1人分）

・刺身（鯛など1人分刺身）1パック

・塩 適量

・ニンニク 2分の1片

・プチトマト 2個

・しめじ 2分の1パック

・白ワインまたは酒 大さじ1

・水 大さじ1

・オリーブオイル 大さじ1

・コショウ（ヒハツ）少々

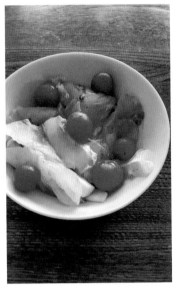

作り方

①鯛は塩を振って5分おき、水気を取る。

　ニンニクは薄切りに、プチトマトは半分に切る。しめじは石づきを取ってほぐす。

②耐熱容器に①を入れ、白ワイン、水、オリーブオイルをかけ、ふんわりラップでレンジで2〜3分加熱する。

③塩コショウで味を調えて、出来上がり。

一言メモ 味噌汁の残り汁について

　私はよく、隠し味に味噌汁の残りの汁を使います。カレー、ミートソース、シチュー、ガパオライス、ミネストローネ、カボチャスープ、コンソメスープ、豆乳スープ‥‥などなどスープに関しては、すまし汁以外のほとんどに隠し味として味噌汁を入れます。味噌汁の隠し味の効果はすごいです。味が立体的になります。二次元なら三次元に、三次元なら四次元に変化するというくらい味に深みを出してくれます。ぜひ一度、お試し下さい。

8. IBD とおやつについて

　日頃、何気なくスーパーで買っているお菓子。常温で保存出来て、賞味期限も数ヶ月から1年くらい……と長い。原材料を見ると台所にはない、よく分からない言葉がたくさん並んでいます。簡単に手に入ってしまうお菓子なので、わりと気にせず気楽に買ってしまいがちですが、お菓子って結構な量の添加物の塊かもしれません。ただ、心の栄養と思えば、たとえ添加物が入っていても少量ならあまり気にしすぎないようにすることも大切かなと思います。

　普段は、おやつまで手作りすることはあまりありませんが、IBD 用に作ったおやつを紹介します。

【アップルパイ】

材 料

りんご煮——

・りんご 1個

・レーズン 60 g

・シナモンパウダー お好みで適量

・天日塩 1つまみ

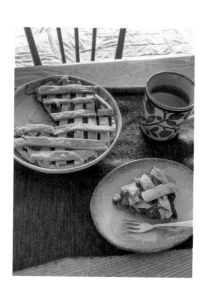

パイ生地——

・米粉 100 g

・全粒粉（薄力粉でも OK）100 g

・天日塩 小さじ半分弱

・ココナッツオイル 85 g

・冷たい水 大さじ 4〜5（生地がまとまるまで）

作り方

りんご煮──

①りんごは皮をむき、いちょう切りにする。

　鍋にりんごと塩を入れて、塩が全体に行き渡るように両手でよく混ぜ、レーズンも入れ、そのまま10分ほど放置する。

②りんごから水分が出てきたら中火にかけ、煮立ったら弱火。フタをしてりんごがやわらかくなるまで煮る。水分が多い場合は、煮詰めて水分を飛ばす。

パイ生地──

①ボウルに米粉、全粒粉と塩を入れ、手でざっと混ぜる。混ぜたらココナッツオイルを入れ、粉とすり混ぜる。

②粉に冷たい水を加え、1つにまとまるまで水を入れる。この時、練らずに手でまとめる。

③めん棒で生地を伸ばし、2つ折りにし、それをまた伸ばして2つ折りにする。この2つ折りを3〜4回繰り返し、パイ生地の層を作る。

④生地にラップをして、冷蔵庫で30分寝かせる。

⑤寝かした生地を2等分してめん棒で伸ばし、1枚はパイ皿に敷きフォークで穴を開け、もう1枚は編み目模様用にする。

仕上げ──

①りんご煮が冷めたら、パイ皿にしいたパイ生地の上にのせる。残りのパイ生地で編み目模様を作る。

②200度に予熱したオーブンで10分、180度に下げて20〜30分焼く。生地が色付き、良い香りが漂ってきたら出来上がり。

※甘さが足りない時は、ハチミツやメープルシロップをかけて食べる。

【酒粕クラッカー】

材　料

・全粒粉（薄力粉でも）50 g

・米粉 50 g

・天然塩 小さじ 3 分の 1

・黒ゴマか白ゴマ 大さじ 1 と 2 分の 1

・酒粕 60 g

・ココナッツオイル 20 g

・水 大さじ 4 〜 5

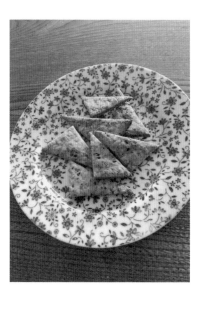

作り方

①材料を上から順に全粒粉、米粉、天
　然塩、黒ゴマ、酒粕をボウルに入れ
　て、手でぐるぐるかき混ぜる。

②ココナッツオイルを加えて、さらに手ですり混ぜる。

③水を少しずつ入れて（生地がまとまる量の水、大さじ 4 〜 5）混ぜ、生
　地を 1 つにまとめる。

④クッキングシートに生地をのせて、めん棒で厚さ 4 〜 5 ミリに伸ばす。
　型抜きをしたり、好きな形に切る。

⑤ 160 度に温めておいたオーブンで 20 〜 25 分焼く。しっかり冷めるま
　で、天板にのせておく。完全に冷めたほうが美味しい。

【米粉のバナナマフィン】

材　料（マフィン型８個）
・バナナ（黒い斑点のある熟したもの）３本
・レモン汁 小さじ１１
・ココナッツオイル 60ｇ
・てんさい糖 40ｇ
・卵 ２個
・米粉 120g
・ベーキングパウダー 小さじ２分の１

作り方
①ココナッツオイルを常温でやわらくしておく。ボールにバナナ２本をフォークで潰し、レモン汁をかけて混ぜる。
②①にココナッツオイル、てんさい糖を入れて混ぜる。
③溶き卵を入れてよく混ぜたら、米粉とベーキングパウダーを入れ、ゴムべらでさっくりと混ぜ合わせ、マフィンカップに流し入れる。
④残りのバナナを薄く輪切りにして、上にのせ、180度に予熱していたオーブンで 20 〜 25 分焼く。竹串を刺して、何もつかなければ出来上がり。

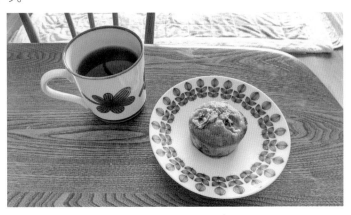

ココナッツオイルについて――

　お菓子作りの時のオイルは、熱による酸化に強いココナッツオイルを使っています。また、ココナッツオイルは酸化に強いだけでなく色々な効能があり、IBDの人にとっては、意識して摂取したほうがいい油の１つです。ココナッツオイルのすごすぎる効能を紹介します。特に③と④はIBDの人にとっては嬉しい効能です。

①脂肪燃焼作用によるダイエット効果

　ココナッツオイルに多く含まれる中鎖脂肪酸には、脂肪燃焼効果によるダイエット効果がある。

②コレステロール値の改善

　ココナッツオイルに多く含まれる不飽和脂肪酸には、善玉コレステロール値を上昇させる作用によるコレステロール値の改善、糖尿病予防の効果がある。

③腸内環境を整える

　ココナッツオイルに含まれるラウリン酸には、善玉菌を増やして悪玉菌を減らす作用があり、腸内環境を整える。

④殺菌作用、抗炎症作用により口臭や歯周病、皮膚炎を予防する

　ココナッツオイルに含まれるラウリン酸には殺菌作用、抗炎症作用があり、またアトピー性皮膚炎などを悪化させる原因となる黄色ブドウ球菌、ガンジダ菌を抑える効果もある。ガンジダ菌はお腹のカビとも言われ、増殖すると腸内細菌の働きが低下し、IBDの発症にも影響があるとも言われている。故にココナッツオイルは慢性炎症を引き起こすガンジダ菌などの有害な微生物を殺し、腸を健康に維持してくれる打ってつけの油である。

【豆腐の白玉団子】

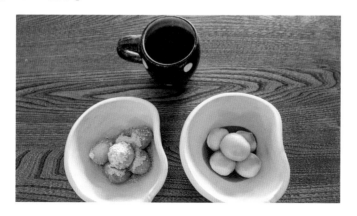

材　料

・白玉粉 200g　　・絹豆腐 250 ～ 300g

作り方

①白玉粉、絹豆腐をボウルに入れてよくこねる。耳たぶくらいのやわらか
　さになるよう、絹豆腐の量を調整する。

②直径 2 ～ 2.5cm ほどに丸め、茹でる。浮いてきたら水に入れる。温か
　いうちに食べる場合は、すぐに水気を切る。冷たくして食べたい場合は、
　粗熱が取れるまで水に浸す。

③きなこ味、みたらし味などお好みで味付けをする。

※一度に食べれない場合、冷凍可能。

きなこ味──

材　料

・きなこ 大さじ４　　・砂糖 大さじ２　　・塩 １つまみ

作り方

すべての材料をよく混ぜる。

みたらし味──

材　料

・醤油 大さじ 1

・砂糖 大さじ 2.5

・みりん 大さじ 1.5

・片栗粉 大さじ 2 分の 1

・水 45cc

作り方

①すべての材料を耐熱容器に入れ、混ぜる。

②ラップをして 600W で 30 秒加熱。

③よく混ぜて、とろみが付くまで 10 秒加熱を繰り返す。

9. IBD とグルテンフリーについて

　最近、所々で耳にするグルテンフリーという
言葉。

　グルテンは、その粘り気と弾力性のせいで分
解されにくく、粘膜に張り付き腸の働きを低下
させてしまいます。IBD の栄養指導において、
グルテンを控えるといったような指導はありま
せんでしたが、腸の働きを低下させ、炎症の原
因となりうるのであれば、出来るだけグルテン
を摂取しないほうがよいと思い、グルテンを控
えるようにしました（グルテンの完全排除は難
しいので、あくまでも控える程度）。

　その際、気付いたのが、タイ料理やベトナム
料理にはあまり小麦粉が使われていないという
ことです。米を原料としたフォーという麺は、
中華麺などに入っている「かんすい」も入って
いません。小麦粉が原料の春巻きの皮も、生春
巻きの皮（ライスペーパー）は米から出来てい
ます。ラーメンが食べたくなったらフォー、焼
きそばが食べたくなったらパッタイ、春巻きの
代わりに生春巻き、カレーの代わりにはガパオ
ライス（これはグルテンフリーとは関係ないで
すね）という風に、今まで我が家の食卓に並ん
だことのなかったタイ料理やベトナム料理が、
時々並ぶようになりました。

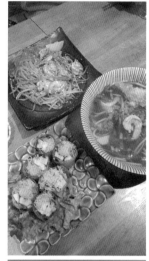

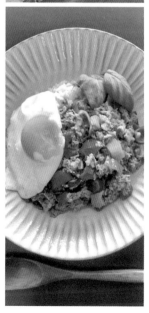

（1）スーパーで手に入るグルテンフリー食材

・フォー
・ビーフン
・グルテンフリーのパスタ
・生春巻き
添加物に気を付けて購入する。

（2）グルテンフリー食材で気を付けること

　米粉使用の餃子の皮などは、添加物が小麦粉使用の皮よりも多く入っていることが多い。

米粉で作った餃子の皮の原材料（一例）──
　米粉、水あめ、食用植物油脂、加工澱粉、酒精、増粘剤（キサンタン、アルギン酸エステル、HMPC）、トレハロース、乳酸ナトリウム、酵素

小麦粉で作った餃子の皮の原材料（一例）──
　小麦粉、食塩、食用植物油脂、還元水あめ、加工澱粉、酒精

　小麦粉使用、米粉使用のどちらにも添加物は入っていますが、一般的に米粉使用のほうが添加物は多いようです。グルテンフリー食材の原材料を見て、たくさんの添加物が使われているようなら、まだ小麦粉（グルテン）を食べてるほうがよいかもしれません。

（3）ライスペーパーを使ったレシピ

【ピザ】

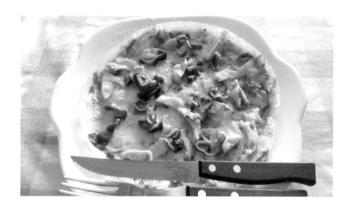

材 料（1人分）

・ライスペーパー 3枚
・玉ねぎ 適量
・とろけるチーズ 適量
・塩、コショウ（ヒハツ）少々

・鶏ハム、ツナなど 適量
・ピーマン 適量
・ケチャップ 適量
・オリーブオイル 大さじ1

作り方

①ライスペーパーを1枚ずつ水にくぐらせ、オリーブオイル大さじ1を入れたフライパンに3枚重ねて敷く。

②①にケチャップを薄く塗って、玉ねぎスライス、鶏ハム（ツナでも）チーズ、ピーマンの順にのせ、塩コショウを振る。

③フライパンにフタをして、弱火でチーズが溶けてくるまで焼く。

④チーズが溶けてきたらフタを取り、中火にしてライスペーパーのふちがカリッとするまで焼けたら完成。

【ライスペーパーお好み焼き】

おすすめレシピです。粉とキャベツを混ぜなくていいので、とても楽ちんに出来ます。

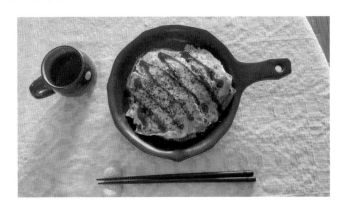

材　料 （1人分）

- ・ライスペーパー 2枚
- ・キャベツ 適量
- ・山芋 適量
- ・オリーブオイル 大さじ2
- ・青のり お好みで
- ・豚薄切り肉 適量
- ・卵 1個
- ・お好みソース 適量
- ・かつお節 適量
- ・マヨネーズ お好みで

作り方

①山芋をすりおろし、卵と混ぜる。

②オリーブオイル大さじ1をフライパンに入れ、水で濡らしたライスペーパーを1枚のせる。

③弱火にして豚薄切り肉、キャベツの千切りの順にのせ、①の山芋と卵を混ぜたものを上からかける。

④もう1枚のライスペーパーを水に濡らして③の上にのせ、フタをして5分くらい焼く。

⑤フタを取って中火にし、ライスペーパーがパリッとするまで5分くらい

焼く。

⑥オリーブオイル大さじ1を上から回しかけ、ひっくり返す。

⑦ライスペーパーがパリッとするまで3分くらい焼く。

⑧皿に盛り、お好みソース、かつお節、お好みで青のり、マヨネーズをかける。

【ガレット】

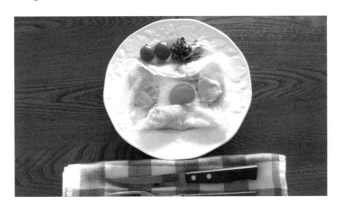

材　料 （1人分）

・ライスペーパー 3枚　　　　　・卵 1個

・鶏ハム 適量　　　　　　　　・溶けるチーズ 適量

・塩、コショウ（ヒハツ）少々　・オリーブオイル 大さじ1

作り方

①ライスペーパー3枚を水で濡らし、オリーブオイル大さじ1を入れたフライパンに重ねてのせる。中火より少し弱火。

②鶏ハム、溶けるチーズで丸く土手を作り、その中に卵を割り入れる。フタをして、卵が好みの固さになるまで焼く。

③卵が好みの固さになったら、フタを取って強火。パリッとしたら塩コショウ。端を折って、皿にのせる。好みでケチャップをかける。

【餃子のライスペーパー巻き】

　餃子のタネを作って、ライスペーパーに巻いて焼くだけ。もちもちして美味しい。写真右は、ライスペーパーに巻かずつくね風。味付けは、塩とレモンでも。

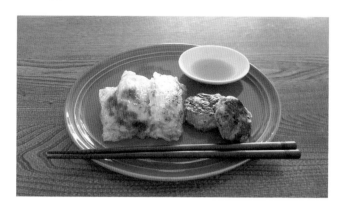

【ライスペーパーコロッケ】

　コロッケのタネをライスペーパー（水にくぐらせる）で巻いて焼くだけです。コロッケを作るより、簡単に出来ます。

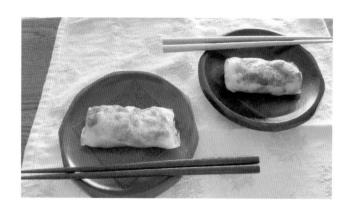

（4）小麦粉を米粉で代用したレシピ

【チヂミ】

材 料（2人分）

・ニラ 2分の1袋

・玉ねぎ 4分の1個

・人参 お好みで

・米粉 90g

・水 100cc

・鶏がらスープの素 小さじ1

・醤油 小さじ2分の1

・オリーブオイル 大さじ2

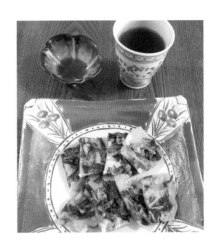

作り方

①ニラは3cmくらいの長さに切る。玉ねぎは薄切り、人参は細切り。

②オリーブオイル以外のすべての材料を混ぜ合わせる。フライパンにオリーブオイルを入れ、①を入れて中火で焼き色が付くまで焼く。

③ひっくり返して同様に焼き色が付き、カリッとするまで焼く。

④お好みのポン酢醤油、もしくは醤油と酢を1：1で合わせたタレで食べる。

【お好み焼き】

普段作っているお好み焼きに入れる小麦粉をすべて米粉に変えるだけ。味、食感など、小麦粉とほとんど変わらず美味しいです。

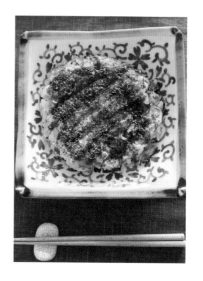

10. 買ってよかった調理器具

　退院後、買ってよかったと思う調理器具などを紹介します。

(1) おすすめしたい調理器具

お粥メーカー

　退院後やお腹の調子の悪い時、ちょっと胃腸を休ませてあげたい時、美味しいお粥がすぐに出来て、重宝しているお粥メーカー。少量でも、とても美味しく簡単にお粥が作れます。メーカーにもよりますが、全粥、五分粥といった機能もあって、水量、固さも変えられたりします。

スロージューサー

　狭窄のある人や腸の炎症が激しい時は、野菜や果物の食物繊維を控えなければなりません。息子の場合、狭窄はありませんでしたが、やはり退院後しばらくは、食物繊維に気を付けて、試しながら少しずつ野菜、果物を摂取していきました。その時に重宝していたのが、このスロージューサーです。

　一般的なジューサー（ミキサー）とスロージューサーの違いは、一般的なジューサー（ミキサー）は、繊維や皮もそのまま一緒にスムージー状になります。水分の少ない野菜・果物の場合は牛乳や水を足す必要があります。一方、スロージューサーは、果物や野菜を切るのではなく、スクリューが低速で回転し、石臼のように果物をすり潰して果汁を絞り出します。果汁だけを絞り出すので、さらっとした液体になります。食

物繊維が取り除かれるので、胃腸への負担もなく、栄養の吸収率もアップします。

またスロージューサーは、低速回転で摩擦熱の発生が抑えられ、空気混入による酸化も少ないという理由から、特に野菜や果物のビタミンやポリフェノールなどの酵素を壊さずに、そのまま取り入れることが出来るのが特徴です。

ただ、難点がありまして、それは洗うのが大変！ということと、１杯分のジュースを作るのにたくさんの材料を入れないといけないこと。部品が大きくていくつかのパーツに分かれているので、ジュースを作り終わって洗った後は、水切りかごがいっぱいになります。また、１人１杯分のジュースを作るのに、りんごなら最低１個ぐらい必要なので材料費はかかります。

スープメーカー

これはとても美味しいポタージュスープが作れます。材料を入れてスイッチオン、30分で出来上がり。ホテルメイドのような美味しさです。しかも、野菜の繊維は全く感じず、さらっさらの状態まで粉砕するので、胃腸に負担をかけずに栄養を吸収出来ます。食事があまり摂れない時、このスープメーカーで作ったポタージュを飲んだら、元気が体に染みわたるような気がします。メーカーによっては、お粥やミキサー機能付きのものもあるようです。

ノンフライヤー

油を使わずに揚げ物が作れるノンフライヤー。唐揚げやフライドポテト、トンカツなど、揚げ物が食べられないIBDの人にとっては神のような家電です。ただ、実際使ってみた私の感想は、「ジャパネット高田やテレビの通販の番組ほどではなかった」というのが事実です。

まず唐揚げの仕上がりは、鶏むね肉の皮を取って作った場合は、唐揚げっぽくなりません。しかも焼き色をこんがり付けようと焼き時間を長くすると、パサパサになります。一番唐揚げっぽくなるのは、鶏もも肉を出来るだけ皮や白い脂のところを残して作ることです。つまり、油は使わないけれど鶏肉に付いている脂を利用して、唐揚げっぽくする。ということです。

　しかし、鶏肉の脂はオメガ6系のリノール酸を多く含みます。なので我が家で唐揚げをノンフライヤーで作る時は、鶏肉の皮や脂は丁寧に取って、揚げる前にオイルスプレーでオリーブオイルを少しかけます。トンカツの時は、豚肉の白い脂部分は取り除き、バッター液にオリーブを入れて作っています。トンカツの作り方を紹介します。

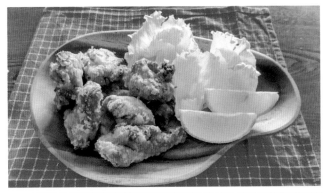

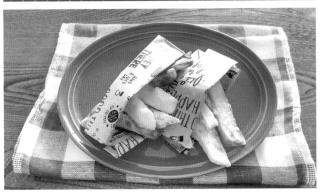

【トンカツ】

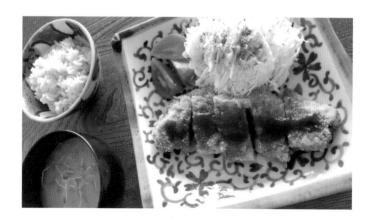

材　料（4枚分）

・豚肉 4枚
・塩コショウ 少々
・パン粉 適量
・バッター液（米粉 大さじ4／卵 1個／水 小さじ2／
　オリーブオイル 大さじ2）

作り方

①豚肉の白い脂部分は取り除き、塩コショウで下味を付ける。
②バッター液の材料をすべて混ぜ合わせる。
③豚肉に②のバッター液、パン粉を付け、200℃で温めておいたノンフライヤーで 10 分加熱、ひっくり返して 5 分したら出来上がり。

電気圧力鍋

　圧力の力で野菜や肉がトロトロになるので、胃腸に負担をかけずに消化しやすい料理に仕上がります。よく作るのは玉ねぎスープで、玉ねぎ

1個を1人でぺろっと食べれちゃいます。また、炊飯が得意な電気圧力鍋を買えば、玄米入りのご飯がもちもち美味しく炊けます。ちなみに我が家は T-FAL の電気圧力鍋です。玄米入りのご飯や雑穀米も美味しく炊けます。

ホームベーカリー

グルテンはあまり摂らないようにしていますが、やはり時々はパンも食べたくなります。息子の場合は、週末のお昼にパンを食べることが多いです。もちろんスーパーで買ってきたり、パン屋さんで買ったパンを食べることもありますが、スーパーで買ってきたパンには、やはりどうしても色々な添加物が入っています。なので、ホームベーカリーでパンを焼けば、少なくとも添加物はゼロ、グルテンに関しては、小麦の量を少し米粉に変えてグルテンの量をキモチ減らすことが出来ます。また、小麦を一切入れない100%米粉のパンのレシピがインターネットに多数公開されているので、挑戦されてみてもいいかと思います。

【我が家の定番の食パン（米粉入り）】

材 料（1斤分）

- 強力粉 200g
- 薄力粉 40g
- 米粉 40g
- てんさい糖 30g
- 無塩バター 15g
- 塩 3g
- ドライイースト 3g
- 水 190cc

グリーンパン

フッ素加工（テフロン）していないフライパンです。このフライパンは有害化学物質が全く含まれていないため、フッ素加工（テフロン）の

フライパンで心配されている有毒ガスが発生しません。我が家はインコを飼っているので、フッ素加工のフライパンは使っていませんが、フッ素加工（テフロン）のフライパンは加熱しすぎたり空焚きすると有毒ガスが発生して、インコのような呼吸器系の弱い小動物は死んでしまうこともあります。人間が死ぬことはありませんが、微量でも使い方次第で身体に良くない物質が発生することは事実であり、フライパンは毎日でも使う調理器具なので、インコを飼育されていない環境でもフッ素加工のフライパンは使わないほうがよいかと思います。

（2）調理などの際によく使っていたもの

　フライパンに「クッキングシート」や「くっつかないホイル」を敷いて、油は一切使わず、料理していました。ただ、クッキングシートやくっつかないホイルをコーティングしている化学物質が溶けることを懸念して使わなくなりました。あまり高温で調理しなければ、化学物質の心配はないかと思いますが。

（3）環境ホルモンのこと

　フッ素加工のことや化学物質についてのことを書いたついでに、ラップやプラスチック製品から出る環境ホルモンについて、気になったので調べてみました。ただ、気にしすぎると、それはそれでストレスになるのでほどほどにしか調べていませんが、腸内環境にとってはやはりラップやプラスチック製品は避けたほうがよさそうだということが分かりました。

ラップについて

ラップの原材料は主に「ポリ塩化ビニリデン」と「ポリエチレン」に分かれます。これらの物質は耐熱温度を超えると化学物質が溶け出してしまうこともあるようです。特にポリ塩化ビニリデンを原材料としている商品（サランラップなど）は、界面活性剤が分解して生じるノニルフェノール（環境ホルモン）という化学物質が報告され問題になったこともあります。安全性で選ぶなら、無添加と表示されているポリエチレンが原料のラップのほうがダイオキシンの心配がないそうです。また、嬉しいことにポリエチレンのラップのほうが安価です。今までラップに関して添加物など気にしたことはなかったので、びっくりしました。

プラスチックについて

最近、SDGsでも取り上げられ、地球上の大問題とされているプラスチック。ここではプラスチックと腸内環境にだけ触れたいと思います。おのみさ著『ゆる菌活〈発酵食品を手作りしたら人生が変わった！〉』パイインターナショナルによると、食卓に並ぶ食器はプラスチック製より石や粘土から出来ている陶磁器の食器が腸内環境には良いそうです。それは、陶磁器の食器のほうがプラスチック製の食器より、常在菌が棲息しやすいからとのこと。

常在菌について

常在菌（いわゆる善玉菌と悪玉菌と呼ばれているもの）は、人の身体に日常的に存在する細菌で身体にとって敵にも味方にもなる菌ですが、常在菌の働きの1つに、生体に働く免疫系刺激作用というのがあります。免疫系刺激作用とは、常在菌が免疫系を刺激して免疫能力や抵抗力を強くする作用のことです。実験で、常在菌を全く有しない無菌室で飼育し

た動物は一般的に細胞免疫が低いレベルにあることが分かっています。常在菌と共生することで免疫力の強化につながります。

　現代の先進国の生活において、この常在菌はとても棲息しにくい環境にあります。なぜなら、清潔すぎる環境、抗菌薬や抗生物質の使用により、常在菌が死んで減ってきているからです。腸に良いとされる乳酸菌やビフィズス菌も常在菌の一種ですが、そんな大切な菌も現代社会の生活によって減りつつあります。また、家を作る時の資材も出来るだけ自然のものを使うほうが、常在菌にとっては良い環境のようです。例えば、壁紙1つにしてもビニール製のものより昔ながらの土壁だったり、床であれば、イグサを使った畳だったりするほうが、常在菌は棲息しやすいとされています。

界面活性剤について

　歯磨き粉や洗剤に入っている界面活性剤も、常在菌に良くない影響を与えています。

　プラスチックにビニール、歯磨き粉、洗剤に入っている界面活性剤……人間にとって便利で使い勝手の良いものが、気付かないところで少しずつ人間の生命に関わる大切な健康を蝕んでいるかもしれません。

　様々なことを気にしてしまうとものすごく生きづらくなってしまう現代社会。しかしこの時代に生まれてきた以上、この世界を恐れすぎず、「便利に楽出来るところは利用して、そしてその便利さにはらむ恐ろしい事実も一応知って選んでいく」というゆるい決意ぐらいでちょうどいいのかなと思っています。

　買ってよかった調理器具の紹介でここまでの話になるとは思いませんでしたが、ただ、IBDの原因の1つに、このような便利さを優先する現代社会の仕組みが多少なりとも関係しているようにも思います。だからこの病気の原因と治療法が、簡単には解明出来ないのではないかと。

11. IBD お役立ち情報

　食に関すること以外にも役に立つ情報がたくさんあるので、紹介していきます。

（1） 特定医療費（指定難病）受給者が受けられるサービス

　特定医療費（指定難病）受給者証を指定医療機関で提示すると、医療費の窓口負担が軽減されたり、自己負担上限月額を超えた金額は負担しなくてもよいという大変ありがたい制度ですが、それ以外にも特定医療費（指定難病）受給者証で受けられるサービスがあります（一部紹介）。

nanbyo.me- 指定難病関連情報サイトより

　受給者が利用できるサービスの情報（2023 年 10 月現在）を掲載しています。内容について変更になっている場合もありますので、ご利用の際は元のサイトへの確認をお願いいたします。

携帯電話会社
・NTT ドコモ「ハーティ割引」
・au「スマイルハート割引」
・ソフトバンク「ハートフレンド割引」
・UQ WiMAX「ハート割」
　※詳しくは各携帯会社のホームページにてご確認下さい。

交通機関等（駐車場含む）

・鉄　道（乗車券割引など）

　　　　　えちぜん鉄道

　　　　　福井鉄道

　　　　　ひたちなか海浜鉄道

・バ　ス（乗車券割引など）

　　　　　鳥取市 100 円循環バス「くる梨」

・タクシー（割引）

　　　　　神奈川県個人タクシー協会（の一部）

　　　　　神奈川県タクシー協会（の一部）

駐車場・駐輪場（無料または割引）

・新千歳空港駐車場

・埼玉県営駐車場の一部

・羽田空港駐車場

・東京都港区立公共駐車場・自転車等駐車場

・東京都杉並区有料制自転車駐車場

・静岡県沼津市内の市営施設　駐車場の一部

・名古屋市営駐車場

・名古屋市公園駐車場

・名古屋市金城ふ頭駐車場

・名古屋市国際会議場駐車場

・セントレア（中部国際空港）駐車場

・豊中市市営駐車場

・堺市市営駐車場の一部

・身障者等用駐車場利用証（全国実施エリア）

・イオンモール登録制駐車場利用の一部

生協（システム手数料、配達料金の割引や免除）
・パルシステム東京
・コープデリ（長野県、新潟県）
・コープぎふ
・コープあいち
・コープしが
・コープみえ
・京都生協

都道府県の施設割引
・北海道難病センター宿泊スペース、会議スペース（新型コロナで受付停止中）
・須賀川市立博物館
・神奈川県立地球市民かながわプラザ（あーすぷらざ）
・東京ディズニーリゾート
・東京都交響楽団
・習志野市谷津バラ園
・神奈川県藤沢市のプール（3ヵ所）
・アクアワールド茨城県大洗水族館
・日本郵船歴史博物館
・日本郵船氷川丸
・江ノ島シーキャンドル、サムエル、コッキング苑、エスカー
・藤沢市湘南台文化センター
・埼玉県立近代美術館
・所沢航空発祥記念館
・さいたま水族館
・埼玉県こども動物自然公園
・東京国立博物館
・国立科学博物館

- サンシャイン水族館
- サンシャイン 60 展望台
- 古代オリエント博物館
- コニカミノルタプラネタリウム満天
- 科学技術館
- 下町風俗資料館
- 朝倉彫塑館
- 書道博物館
- 一葉記念館
- チームラボプラネッツ TOKYO
- 球体展望室「はちたま」
- ジブリパーク
- おんたけ休暇村
- 名古屋城
- 徳川園
- 白鳥庭園
- 東山動植物園
- 名古屋市科学館
- 名古屋市博物館
- 文化のみち撞木館
- 文化のみち二葉館
- 松坂屋美術館
- トヨタ産業技術記念館
- トヨタ博物館
- サンビーチ日光川
- セントレア FLIGHT OF DREAMS フライトパーク
- 源氏物語ミュージアム
- 太陽の塔・自然文化園
- バンドー神戸青少年科学館

- 須磨海浜水族園
- 有馬温泉、金の湯・銀の湯・太閤の湯殿館
- 岡山シティミュージアム
- 岡山城
- 岡山後楽園
- 岡山県立美術館
- 岡山市半田山植物園
- 渋川マリン水族館
- くらしき健康福祉プラザ（水浴訓練室）
- 広島城
- 広島市現代美術館
- 広島市郷土資料館
- 5-Days こども文化科学館（プラネタリウム）
- 江波山気象館
- ひろしまおりづるタワー
- とっとり花回廊
- 九州国立博物館
- 福岡市博物館　・福岡市美術館
- 福岡アジア美術館
- 朝倉市秋月博物館
- 熊本県立劇場主催公演

　その他、書ききれなかった県営、市営施設料の免除などがあります。
詳しくは nanbyo.me- 指定難病関連情報サイトにてご確認下さい。

(2) IBD の人のためのレトルト食品、冷凍食品

まんぞく君

　IBD（潰瘍性大腸炎、クローン病）患者会の皆様と一緒に作った商品です。カレー、ラーメンなど IBD の人が特に食べたくても食べられない商品があり、値段もお手頃です。

楽チンライフ

　潰瘍性大腸炎・クローン病の方の冷凍食品です（冷凍庫の空き容量を確認して注文しましょう）。低脂肪、低残渣を基本に管理栄養士監修のもと製造しています。揚げ物（実際はノンフライ）、ケーキ、無かんすいの麺もあり、メニューが豊富です。

(3) IBD 関係で参考になった書籍

『CC JAPAN』

　治療法最前線から緩解時のレシピまで、クローン病と潰瘍性大腸炎の総合情報誌で、株式会社 三雲社（クローン病の患者のみで設立した会社）が発行している。

『潰瘍性大腸炎とクローン病の栄養管理〈IBD における栄養学の科学的根拠と実践法〉』

　杉原康平 他著　講談社

『クローン病・潰瘍性大腸炎の安心ごはん』
田中可奈子 著　女子栄養大学出版部

『潰瘍性大腸炎、クローン病の今すぐ使える安心レシピ〈科学的根拠に
もとづく、症状に応じた食事と栄養〉』
宮崎拓郎 他著　講談社

『腸よ鼻よ』
島袋全優 著　KADOKAWA
実体験のギャグ漫画。
いっぱい笑えて勇気がもらえる本。おすすめです。

(4) その他

テレビ番組やYouTube、Twitterなどからも参考になる情報がたくさんありました。

テレビ番組（と関連書籍）

『NHK スペシャル「人体」第4集　万病撃退！"腸"が免疫の鍵だった』
NHK オンデマンドから視聴可能（オンデマンドが期限切れの場合は、書籍もあります）です。食事療法からアプローチしたら、クローン病の寛解への道が開けるかも！と思うきっかけを一番最初にくれた情報です。
『〈人体　神秘の巨大ネットワーク〉臓器たちは語り合う』
丸山優二 著　NHK 出版新書

参考になったインスタグラム

クローン病のゆーとさん（将来の不安を解消させる IBD 専門腸活アドバイザー）が発信しています。

- ・ibd.lifestyle
- ・yuto_ibd.choukatu
- ・well_foods（IBD の人のための食品通販）

YouTube の「痩せウマ低脂質食堂」では IBD の人向けレシピを公開し、悩み相談や腸診断、セミナーなども開催するなど、IBD に関する情報をたくさん発信されています。

また、食品通販 WELL FOODS（https://wellfoods.official.ec）の商品は、食材のひとつひとつにこだわりがあり、とても丁寧に調理されています。IBD という腸の炎症を抑えることだけに目を向けて作っている他の企業とは違い、腸活の大切さも考えて作られています。IBD の症状を根本的に改善したいという願いのこもった商品です。

IBD についてこれほど真摯に向き合って情報を発信している人を、私は他に知りません。

参考になった動画（YouTube）

「栄養チャンネル Nobunaga」

参考になった動画の題名を一部、紹介します。

- ・砂糖が炎症を起こす
- ・MCT オイル健康法
- ・腸の救世主！グルタミンの素晴らしい効果
- ・腸内環境を整える方法
- ・グルテンの正体
- ・強力な抗炎症作用のある食品ベスト 10 を発表します
- ・経皮マグネシウム吸収の栄養学

「絶食の歌　絶食ブラザーズ」

　元気が出る YouTube です。共感出来て、勇気をもらえたクローン病の2人組が作った歌。25年前くらいにたまたまテレビで見てて、「ええ！ こんな病気があるんだ〜」とびっくりし、また「この病気にはなりたくないな」と思ったことを覚えています。その時は、まさか自分の子供がクローン病になるなんて夢にも思わず……。クローン病当事者になって聴くと、とても心に沁みます。

IBD 患者さん向けのレシピサイト

「グッテレシピ」https://goodtecommunity.com/

　個々の患者さん、状況に応じたレシピが、たくさん掲載されています。またレシピは IBD 患者さんからの投稿です

X（旧 Twitter）で情報共有

　息子のクローン病がきっかけで始めた Twitter。同じ病気の方たちとつながり、色々相談出来たり、情報共有したり、元気がもらえたり共に悲しみを共有したり、ユーモア溢れるツイートに心がほっこりしたりしました。そして、たくさんの IBD の人のツイートを見て、どんな人が寛解を維持しているのか、漢方を使っている人、広島漢方のことなど思いつく限りの知りたいことを検索しました（結局、広島漢方には行きませんでしたが）。ありのままのつぶやきを知ることは、IBD 患者の膨大なカルテを見ているようで、とても参考になりました。

12. 内視鏡的寛解からその後　〜あとがき〜

　2022年3月、内視鏡的寛解という診断を受け、その年の4月からいよいよ社会人となった息子。初めての一人暮らしということもあり、自炊の練習を2週間ほどしました。炊飯、味噌汁、いくつかの鶏肉料理、酢のもの、野菜炒め、鍋料理、魚のムニエル……くらいは出来るようになって、家を出ました。

　ところが自炊が出来ていたのは、せいぜい最初の3ヶ月。新入社員の研修期間が終わる7月頃からは、だんだん自炊の気力がなくなり、作らなくなってしまいました。私としては「自炊こそが寛解維持の要」と思っているのでなんとか自炊をがんばってもらいたかったのですが、もうすっかり大人になった息子に私の願いを強要するわけにもいかず、そもそも一人暮らしなので「大抵のことは息子に任せるしかない」と見守る（諦める）ことに。

　そしてちょうどその頃、その年の芥川賞受賞作『おいしいごはんが食べられますように』という本を読んで、その中に「ああ、こういうことなんだろうな」と息子の気持ちをそのままそっくり表したような文章がありました。

　ちゃんとしたごはんを食べるのは自分を大切にすることだって、カップ麺や出来合いの惣菜しか食べないのは自分を虐待するようなことだって言われても、働いて、残業して、二十二時の閉店間際にスーパーに寄って、それから飯を作って食べることが、本当に自分を大切にするってことか。

　野菜を切って肉と一緒にだし汁で煮るだけでいいと言われても、おれはそんなものは食べたくないし、それだけじゃ満たされないし、そうすると米や麺も必要で、鍋と、丼と、茶碗と、コップと、箸と、包丁とま

な板を、最低でも洗わなきゃいけなくなる。作って食べて洗って、なんてしてたらあっという間に一時間が経つ。

　帰って寝るまで、残された時間は二時間もない。そのうちの一時間を飯に使って、残りの一時間で風呂に入って歯を磨いたら、おれの、おれが生きている時間は三十分ぽっちりしかないじゃないか。それでも飯を食うのか。体のために。

　健康のために。それは全然、生きるためじゃないじゃないか。ちゃんとした飯を食え、自分の体を大切にしろって、言う。それがおれにとっては攻撃だって、どうしたら伝わるんだろう。

高瀬隼子『おいしいごはんが食べられますように』講談社（123 〜 124 頁）より

　不意をつかれたような、それでいて納得せざるをえないし、そしてそれは、今の日本の食生活に関する考え方の多数派かもしれない、と思いました。

　そんな感じで息子は自炊をしなくなったので、この先クローン病の再燃という可能性は十分に考えられます。そしてまた再燃した時、その時にどういう選択をするかは息子次第です。生物学的製剤を再開するかもしれないし、広島漢方を試してみるかもしれない。「絶食と自炊による腸活」という切実な努力で、寛解への道を切り開くかもしれない。

　生きていくためには食べなくちゃいけなくて、だけどどうしたってクローン病は治らない。生きることは食べること、そしてクローン病とずっと付き合ってくこと。辛いけどこの現実を受け止めて、上手く寛解維持をコントロール出来たら……とただただ願うばかりです。

2023 年 12 月　森重 由紀

オーロラと息子

初めてのひとり旅

初めての海外

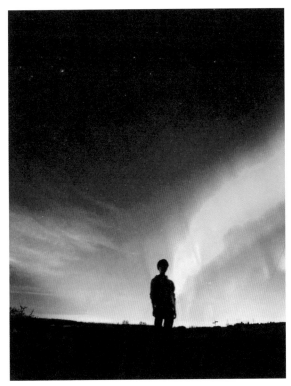

2023 年 10 月　アイスランドにて

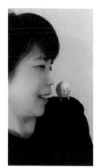

森重　由紀（もりしげ ゆき）

福岡県福岡市 在住
専業主婦
福岡大学卒業後、ヤマハ音楽教室の講師に
趣味はダンス（ヒップホップ）、韓国ドラマ鑑賞

潰瘍性大腸炎・クローン病　寛解維持のために自分で出来ること
薬・エレンタールなしで寛解を維持しているクローン病患者の母の手記

2023 年 12 月 25 日　第 1 刷発行

著　者　森重由紀
発行人　大杉　剛
発行所　株式会社風詠社
　　　　〒 553-0001　大阪市福島区海老江 5-2-2
　　　　　　　　　　大拓ビル 5 - 7 階
　　　　Tel 06（6136）8657　https://fueisha.com/
発売元　株式会社 星雲社
　　　　　　　（共同出版社・流通責任出版社）
　　　　〒 112-0005　東京都文京区水道 1-3-30
　　　　Tel 03（3868）3275
装幀　2DAY
印刷・製本　シナノ印刷株式会社
©Yuki Morishige 2023, Printed in Japan.
ISBN978-4-434-33207-4 C2077

乱丁・落丁本は風詠社宛にお送りください。お取り替えいたします。